遠離視力退化！

護眼

營養保健這樣吃

世茂健康小組／著

前言

眼睛是我們的靈魂之窗。明亮的雙眸是維繫人際關係的重要關鍵。「眼神銳利」、「千里眼」更是人人稱羨的好能力。然而，各位知道嗎？我們不但是公認的「電腦王國」，同時也是「近視王國」！不但近視人口比例高居世界第一，並擁有三項世界之最，即「發生年齡早」、「盛行率高」以及「高度近視人口多」，視力問題帶來的健康危機不容小覷。

隨著科技進步，近二、三十年來，電腦、遊戲機、手機等電子產品強勢滲透至一般家庭。二十四小時各種型態營業的店家陸續出現，大小低頭族皆處於過度用眼的狀態。使得小孩近視、大人眼睛疲勞等各種眼睛相關問題日益嚴重，許多人因為長期使用電腦、電玩、手遊，而出現乾眼症等眼睛不適症狀。在過度用眼、近視度數越來越深的狀態下，隨著年齡增長，各種眼睛病變的機率也跟著提高。

另外，人口老化已是全球無法抵擋的趨勢。根據二〇一八年四月的內政部報告，臺灣社會人口結構型態有別於過往的「高齡化社會」，老年人口已遠超過7％門檻，達到總人口的14％，正式進入「高齡社會」，老年人口在亞洲排名第三。因老化而產生的各種眼睛病變問題，當然也愈趨明顯。

美國國家視力研究所（National Eye Institute）指出，老年性黃斑部病變、糖尿病視網膜病變、白內障、青光眼等將是危害老年人視力的終極殺手。其中，必須特別留意「老年性黃斑部病變」問題。因為白內障、青光眼及糖尿病導致的視網膜病變，如果早期發現還有機會治癒。「老年性黃斑部病變」的治療效果卻相當有限，務必得提早預防。然而，過去青光眼、黃斑部病變患者以銀髮族為主，如今患病年齡不斷下降，最近甚至已經有不到二十歲的患者出現。

我們不得不正視眼睛健康問題。除了避免過度用眼、多到戶外走走、看遠看綠、調節眼睛疲勞等老生常談外，從飲食方面著手補充護眼食物以及健康保健食品也成為現代人迫切急需且便利的護眼保健選項之一。然而，市面上相關護眼保健產品五花八門、廣告也說得天花亂墜，如何選擇適合個人狀況的保健食品儼然成為現代人應當具備的健康常識之一。

本書期望能夠解說各種視力與眼睛的問題，並且提供相對應的全方位護眼攻略，營養補充品的選擇，食療與按摩，內服外用，讓美麗的雙眸得以內外兼修。

目錄

第二章 正確選擇護眼營養素

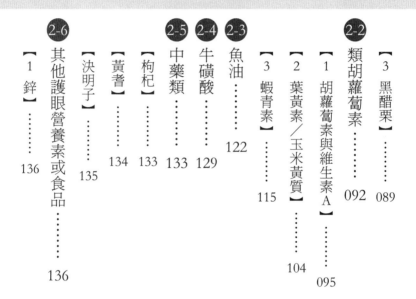

第三章 護眼營養保健食品選購攻略

第四章　養成護眼好習慣

第 1 章

眼睛的常見問題與治療

1-1 我們怎樣「看見」？

我們的眼睛是如何看見東西的？日常生活當中，一般不會特別意識使用眼睛來看東西，但其背後卻隱藏著人體的奧秘。

我們首先來認識「看見東西」的機制。看見東西必須要有光線。我們的眼睛能夠感受到光，因為在視網膜感光細胞的細胞膜上，有一種感光蛋白質稱為「視紫質」（rhodopsin）。人類的視紫質有一種用維生素A當原料製造的色素，與視紫質感光的能力息息相關。當視紫質接收到光線，就會刺激神經細胞，將訊息傳到腦部。

藉由視網膜上視紫質的分解與再合成，我們才得以「看見」。這種「看見」的作用，在我們大腦中的運作順序如下：

①首先，光線進入眼睛，打在視網膜上。

②在視網膜上有一種蛋白質，稱為視紫質，會接受光線訊息然後分解，轉換為電子訊號。

③電子訊號經由視神經傳送至大腦，經過大腦分析，產生「視覺影像」。分解的視紫質會重新合成，繼續在視網膜中工作，接收光線訊息。這就是所謂「看見」的內部原理。

④看見東西，此時視網膜上的視紫質被分解了，但接著立刻會以一萬分之四秒的速度再度合成、恢復原狀，等待下一次使用眼睛看東西，再度被分解，轉為電子訊號傳至大腦，如此重複不斷。因為有這種機制，我們才能每天「看見」各種事物。

當持續盯著電腦、電視、手機的螢幕，長時間閱讀或者反覆細瑣作業時，是否會覺得眼睛痠澀，視線模糊呢？這是因為過度用眼，造成視紫質再合成變慢的緣故。

眼睛看見東西的原理（示意圖）

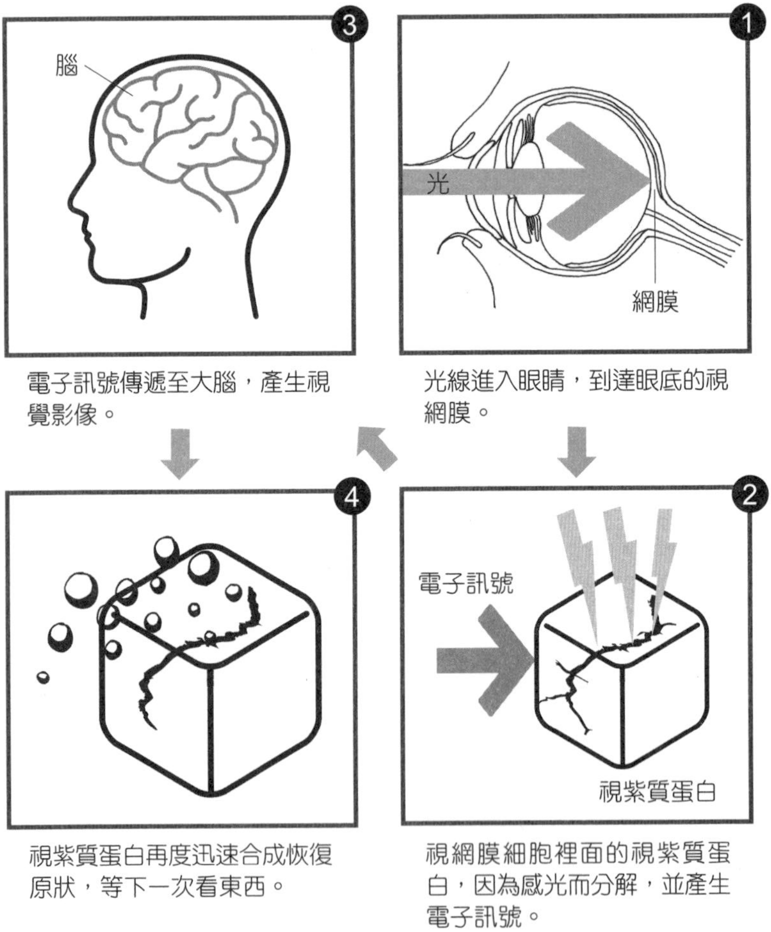
1
光
網膜
光線進入眼睛，到達眼底的視網膜。
2
電子訊號
視紫質蛋白
視網膜細胞裡面的視紫質蛋白，因為感光而分解，並產生電子訊號。
3
腦
電子訊號傳遞至大腦，產生視覺影像。
4
視紫質蛋白再度迅速合成恢復原狀，等下一次看東西。

另外，沉迷於電玩、年齡增長等，都會造成視紫質減少，使眼睛難以對焦，覺得視線模糊不清。視紫質就好比儲值卡，每次使用都會逐漸減少，需要適時從飲食中補充。

為了使視力經常保持在最佳狀態，我們每個人都應該定期接受視力檢查。美國國家衛生研究院（NIH）在二〇一五年五月份《健康通訊》中呼籲：「成年人應接受散瞳檢查，以瞭解自己的視力並及早篩檢是否有眼睛問題問題。」NIH眼科研究所所長 Paul A. Sieving 博士表示：「六十歲以後應該每年接受散瞳檢查，此為最有效且全面找出眼睛問題的方法，可以減少視力的喪失。」因為，一些眼部疾病在最初階段往往沒有出現任何警訊，一旦發現視力下降，通常已經無法恢復。

及早發現眼睛狀況並及早治療，可以讓視力維持得更長久。而患有糖尿病、高血壓、或有家族眼部疾病史的患者，更需要提早接受每年的散瞳、視野、視力、眼壓檢查。以便確實瞭解眼底玻璃體及視網膜的變化。這些區域的損傷很可能是**糖尿病視網膜病變**、**青光眼**或**老年性黃斑部病變**的跡象。眼壓高則是與**青光眼**有關的視神經損傷危險因子。

【眼睛的構造】

在進一步描述眼睛相關疾病之前，我們必須先認識眼睛的構造。眼睛是一個略圓而偏橢圓形的構造，前後直徑約二十二至二十三公釐。可大致分為眼球、眼瞼、淚器、眼窩、眼肌五大部份。眼球的解剖構造可細分如下：

1. 結膜：為一層薄而半透明的黏膜，覆蓋眼瞼內層並延伸至角膜周圍。結膜含有豐富的微血管，受到刺激或發炎時，容易發紅。它也含有黏液腺體，可分泌淚液。

2. 角膜：為眼球前方透明的組織。正常為無色透明，透過角膜可見虹彩的色澤。一般人所稱「眼珠」的部分即是指「角膜」。

眼睛的構造

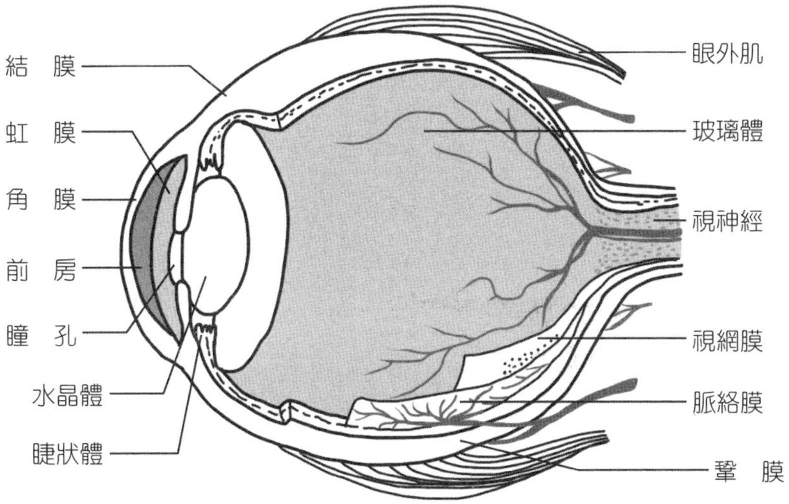
結　膜
虹　膜
角　膜
前　房
瞳　孔
水晶體
睫狀體
眼外肌
玻璃體
視神經
視網膜
脈絡膜
鞏　膜

3.鞏膜：鞏膜即所謂的「眼白」部分，為眼球壁最外一層，堅韌而不透明。鞏膜可以保護眼球內部，並且維持眼球的形狀。

4.脈絡膜：為眼球壁中層的組織，主要由色素及血管組成，可以供應眼球養分並運送廢物。脈絡膜、虹膜、睫狀體三者合稱為「葡萄膜」。

5.虹膜：虹膜含有色素及肌肉。虹膜中心有一圓形開口，稱為「瞳孔」。瞳孔可以放大或縮小，以便控制進入眼內的光線。

6.睫狀體：位於虹膜與脈絡膜之間。睫狀體可以分泌水樣液體，稱為「房水」。房水可營養角膜，並維持眼球內的壓力。睫狀中的睫狀肌，可以調節水晶體的形狀及厚度，以取得適當的焦距。

7.視網膜：為眼球壁最內層，滿佈感光細胞及神經纖維。其血液由脈絡膜及網膜小動脈供應。視網膜中心區域，稱為「黃斑部」。

8.水晶體：為位於瞳孔後面的扁平橢圓形透明晶狀體。

9.玻璃體：為水晶體後面的透明膠狀物質，填充眼球的後腔（佔眼球腔五分之四的空間），並維持眼球的形狀。玻璃體可以讓光線透過而到達視網膜。

10. 視神經：收集視網膜神經纖維，集合成視神經。將影像傳到大腦。

11. 前房／後房：水晶體前面介於角膜和虹膜之間的空間，稱為「前房」，前房內會充滿「房水」。水晶體、睫狀體及虹膜圍成的空間，稱為「後房」。房水由睫狀體分泌出來後，由後房經瞳孔流到前房。

12. 眼外肌：每隻眼球由六條外眼肌支撐，使得眼球得以固定在眼窩內。藉由這些肌肉的配合，可使眼球自由而協調地轉動。支配眼肌的腦神經，有第三、第四、第六對腦神經。神經麻痺或眼肌本身的病變，會引起斜視。

1-2 可怕的高度近視

我們平時最常聽見的視力問題，以近視為首。為何會近視呢？主要是因為眼球形狀、長度的改變。而俗稱的老花眼是指隨著年齡的增加，水晶體喪失調視能力，當看近的物體時，無法屈光使影像投在視網膜，而產生模糊的視覺。近視、亂視和老花眼等眼睛對焦的問題，在眼科稱為「**屈光不正**」。

屈光不正就是我們常聽見的「眼睛度數」，例如近視二百度等。比較麻煩的是，如果度數超過一些範圍，例如近視度數超過六百度以上，稱為「**高度近視**」或「**病理性近視**」。

高度近視跟一般二、三百度的近視有什麼不同呢？某些疾病是近視度數深的人較容易罹患的。由於近視度數深代表眼球老得快，可說是一種眼球老化的疾病。

眼球老化容易罹患哪些疾病呢？一般老人家常出現的老化狀況，高度近視的人都會提早出現，例如白內障、青光眼、飛蚊症、視網膜退化、黃斑部病變等。

行政院衛生署調查發現臺灣學生近視程度不光是發生年齡早、盛行率高，近視度數也相當深。受到升學競爭的壓力影響，加上住宅密集度高，讓許多人在求學過程即成為近視一族，且近視人口當中超過三成屬於高度近視。

根據衛生福利部國民健康署每五年委託台大醫院進行的「六～十八歲近視盛行率之流行病學調查」，一九九五年臺灣小學一年級學生中，有12．8％近視。到了二〇一〇年，小一生近視比例已增至21．5％，十五年間成長了8．7％（表1-1）。

在升學主義壓力下，臺灣的近視盛行率，隨著年齡愈來愈高，也就是說，近視的程度愈來愈嚴重。將二〇一五年的「兒童青少年視力監測調查」研究結

表 1-1　臺灣兒童青少年近視盛行率（%）

	年別	99 年	106 年		
	年級	近視≧50 度	近視≧50 度	各年級差異	高度近視 近視≧500 度
幼兒園	小班		6.9		0.4
	中班	4.6	7.4	+0.5	0.0
	大班	7.1	9.0	+1.6	0.5
國小	小一	17.9	19.8	+10.8	1.2
	小二	28.3	38.7	+18.9	1.4
	小三	38.5	43.3	+4.6	1.6
	小四	51.3	52.7	+9.4	4.2
	小五	56.6	62.2	+9.5	6.7
	小六	62	70.6	+8.4	10.3
國中	國一		81.8	+11.2	15.3
	國二		85.3	+3.5	19.5
	國三		89.3	+4	28.0
高中	高一		86.3	-3.0	27.1
	高二		89.1	+2.8	31.6
	高三		87.2	-1.9	35.7

資料來源：衛生福利部國民健康署整理。

*99 年「學齡前兒童近視及其他視力現況及其相關因素探討」，調查中班及大班學齡前幼兒，樣本數 3197 人。

*99 年「6 至 18 歲學生近視及其他屈光狀況調查」，調查小一至小六學童，樣本數 6857 人。

*106 年「兒童青少年視力監測調查計畫」，調查 3-18 歲兒童青少年，樣本數 7348 人。

表 1-2　高度近視容易罹患的眼睛問題

病名	特　徵
玻璃體退化—飛蚊症	眼前出現黑影，黑影隨著眼球轉動而飄動。大部分患者年齡稍長，但高度近視者可能在年輕時就會發生。
青光眼	高度近視者併發青光眼的機率比正常視力者高 7～8 倍。視野縮小、視線周圍模糊。視力逐漸模糊、慢性頭痛至噁心想吐、眼睛紅痛。
白內障	高度近視者併發白內障的機率比正常視力者高 7～8 倍。視力逐漸模糊、對強光敏感、閱讀時常覺得光線不足、夜間視力變差、看東西出現疊影，近視度數在短時間內遽增。
黃斑部病變	高度近視患者因為眼球變大，容易造成黃斑部出血或是脈絡膜長出新生血管，因而嚴重影響視力。
後鞏膜葡萄腫	高度近視患者因眼軸變長，會造成視神經及黃斑部周圍的脈絡膜、視網膜退化。嚴重時恐導致失明。
視網膜變薄、裂孔、剝離	高度近視者因為眼球快速變大，導致眼球結構改變，造成視網膜周邊部位變薄，恐進一步惡化成視網膜裂孔或剝離。出現浮游黑點、閃光幻視、視力減退、視野缺損、失明。

果，與前次二〇一〇年調查結果比較發現，國小各年級的度數均上升，尤其小二從28．3％上升到38．7％、小六則從62％上升到70．6％、而國三已達89．3％；在高度近視比例（度數＞五百度）方面，小六10．3％、國三28％、高三達35．7％。

因此我們可以看見，不僅近視問題增加，高度近視也變多了。不少人在國、高中時就已是**高度近視**，令人擔憂。如果日後出社會，在工作上必須長時間接觸電腦等電子產品，還可能加深度數。

近視度數深，最重要的問題就是代表眼球老化得快，從前是老人家常見的眼睛老化症狀，都會提早出現在高度近視者身上。例如：**飛蚊症**、**老年性黃斑部病變**、**視網膜剝離**、**青光眼**、**白內障**等。且近視度數愈高，引起併發症的可能性也愈大，嚴重的還會導致失明或是眼球萎縮，是成人常見失去視力的原因。可見眼睛相關健康問題，實在不容忽視！

近視護眼重點

為了讓孩子有好視力，國民健康署提護眼六大絕招，有效預防近視或控制近視度數：

- 每日戶外活動2-3小時以上。
- 未滿2歲兒童避免看螢幕，2歲以上每日不要超過1小時。
- 用眼30分鐘，休息10分鐘，看書保持35-45公分距離。
- 讀書光線要充足，坐姿要正確。
- 均衡飲食，天天五蔬果。
- 每年定期1-2次檢查視力。

1-3 視力變差？小心視網膜剝離

視網膜剝離（Retinal Detachment）屬於眼科急症。衛服部表示，台灣每10萬人中就有16．4人患視網膜剝離，居全球之冠。

視網膜是我們眼球內部最裡面的一層，好比是照相機的底片或感光部份，是眼睛「看見」功能最重要的部分。視網膜上有細胞，需要外面一層脈絡膜上的血管，供應氧氣和營養，才能發揮功能。

如果視網膜剝離，也就是視網膜裡面的「色素層」與「感覺層」之間分離脫落，視網膜細胞會失去氧氣和營養的供應，導致視力減退。

如果剝離的時間拖長，甚至超過六個月以上，視網膜會因為萎縮而造成失明。視網膜剝離的時間越長，治療難度越高，眼睛永久性視力喪失的風險也越

眼睛的視網膜剝離示意圖

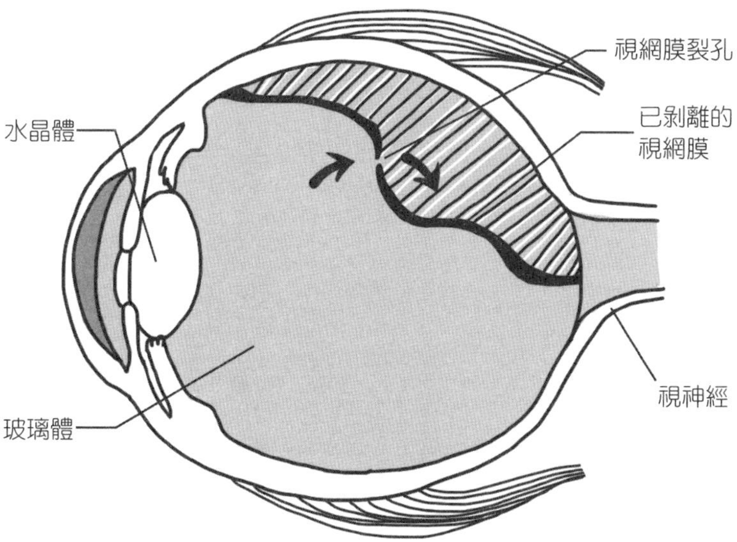

大。

為何會發生視網膜剝離呢?根據二〇一四年《臺灣醫界》Vol.54「視網膜剝離簡介」報告中指出,視網膜剝離在美國盛行率約千分之一,在臺灣約為千分之一~二千分之一,各年齡層都可能會發生。

臺灣地區罹患視網膜剝離的發生率,是亞洲各國之冠。根據統計,目前每年約有將近一千例。可能的原因是近視人口太多了。像是中度至高度近視患者,或視網膜有先天遺傳性問題的人,都比較容易發生視網膜剝離。近視的人除了眼鏡度數增加,還會伴隨眼軸增長與眼球變扁變形,引起視網膜退化萎縮,可能引起視網膜剝離。

視網膜剝離對高度近視者(近視高於六百度)尤其危險,約一百人中會有一個人有失明的危險。其他視網膜剝離的高危險族群包括:眼球曾遭受外傷、糖尿病患者、有視網膜剝離家族病史、閃光突發性之飛蚊症者。

高度近視患者,應注意小心保護眼睛,例如改變按摩揉壓眼睛習慣,少做瑜伽、高空彈跳、跳水、坐雲霄飛車、搖頭彎腰活動、上大號時太用力等，這些都可能因為急速晃動、用力、撞擊，甚至離心力過大，增加視網膜剝離的危險。

另一方面，高度近視、糖尿病、有遺傳病史的高危險群患者，最好每半年一次到醫院作眼睛健康檢查，及早防範。我們要如何預防視網膜剝離的危險呢？如果你的眼睛突然好像看見飛蚊，或是圖形的形狀像一堆雲狀斑點或蜘蛛網，還有閃光，可能表示有視網膜開始剝離的情形。

「飛蚊症」是視網膜剝離最常見的前兆。以一個有高度近視的教師為例，在工作上常要改學生作業、查資料，還常用社群網站、Line與學生和家長聯絡，每天用電腦、手機的時間很長，造成看東西感覺「眼前雜訊很多」，眼前似乎出現很多小蟲子、一條一條的東西在眼前飛來飛去，眼睛疲勞的現象，突然一眼出現閃電般的光亮，看東西變形，眼前黑影越來越大，就醫發現是視網膜剝離問題。

由於視網膜上面沒有痛覺神經，所以即使剝離也不會痛，一般人很難事先察覺。但在發生之前，有一些警訊是我們可以注意的：

1. 眼前突然出現許多飛蚊。
2. 看到閃光。通常只發生在一眼，但也可能兩眼同時發生。
3. 彷彿有影子遮蓋部份視野，導致看不清。
4. 視力變模糊。

有這4大徵兆要特別注意，很可能是視網膜剝離的前兆或是視網膜已經剝離了，尤其是如果你屬於以下高危險群，建議要立即要眼科檢查治療。

視網膜剝離的高危險群：

1. 家中有人罹患或有眼睛相關疾病的人。
2. 高度近視的人。
3. 曾經做過白內障手術。
4. 眼球曾受外傷和撞擊的人。

5. 糖尿病患、高血壓患者。

6. 常用手機平板等產品看螢幕，用眼過度的人。

視網膜剝離的護眼重點

- 高度近視容易有視網膜退化，因此要特別注意孩子，如果有近視問題必須嚴格控制，注意是否有度數惡化太快的情形，定時檢查。台灣是近視王國，600度以上的高度近視，視網膜剝離的發生率是一般人的數十倍至百倍，一定要特別小心。
- 眼睛視力突然出現變化，例如突然有黑影或黑點晃動、出現閃光或像關窗簾有一部份視野變黑，或是突然不明原因視力減弱，視線茫茫，看東西有變形等，必須立刻就醫。

1-4 眼前小蟲飛的飛蚊症

前面談到飛蚊症，與視網膜剝離視力減退有關。不過當你發現眼睛前面好像有模糊的黑影像小蟲子一樣晃來晃去，卻沒有視力突然減退的情形，也不必過於緊張。可能只是症狀較輕微的**飛蚊症**。

這是一種眼前出現黑點飄動等不明飛行物的情形，黑點或黑影的形狀，每個人不見得都會一樣。通常在注視白牆或天空時，因為背景單純，特別容易察覺。這種視力問題因為形狀類似一群蚊子繞飛於空中而得名。

當年齡漸長、近視、眼睛開過刀受過傷，或長期間盯電腦、手機螢幕用眼過度，都可能會出現。

佔眼睛大部分的玻璃體，呈現透明膠狀，隨年齡等會退化，逐漸形成水狀，

飛蚊症的成因

眼睛前面好像有模糊的黑影，
像小蟲子一樣飛來飛去、晃來晃去，
不必過於緊張，可能是飛蚊症，立刻去眼科檢查。

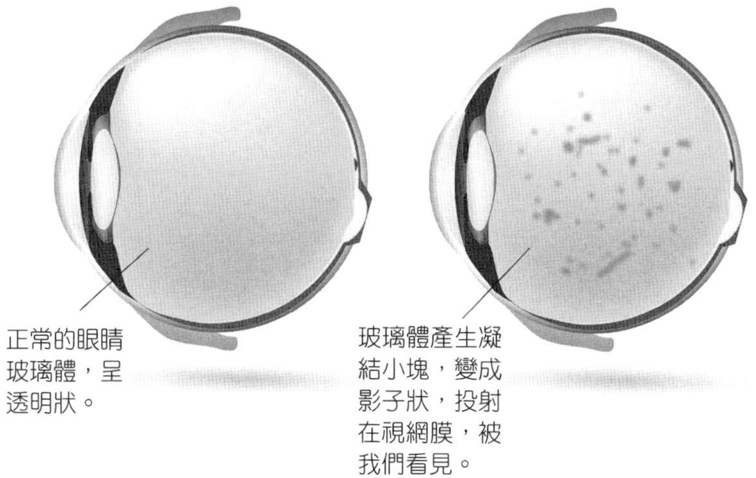
正常的眼睛玻璃體，呈透明狀。
玻璃體產生凝結小塊，變成影子狀，投射在視網膜，被我們看見。

變得混濁，有時會凝結成微小的粒狀或塊狀，光線投射後造成影子，就會看到小黑點在眼前晃來晃去。

事實上，「飛蚊」是存在於眼睛玻璃體中的膠質黏結物或細胞碎屑，投影在視網膜上而形成的。所以飛蚊症嚴格來說並不是生病，而是眼睛玻璃體退化的自然生理反應。

飛蚊症雖不見得是嚴重的眼睛問題，但當發現有突發的一群飛蚊或看見「閃光」，應立刻到眼科檢查，確定沒有大問題才可放心。

飛蚊症的原因可以分為三類：

・第一類是生理性的占20％，它代表眼睛裡面有雜質，這類患者大部份在四十歲以下，而且看到眼前只有幾個黑點。

・第二類是退化性的占75％，它代表眼睛玻璃體退化，使得玻璃體與視網膜分開，這類患者多在四十歲以上，而且眼前看到的飛蚊症只會有一個點。

・第三類是病理性的，雖只佔5％卻會影響視力，甚至會造成失明。病理性飛蚊症原因很多，如：玻璃體出血（如：糖尿病、高血壓、眼中風）、視網膜裂孔、視網膜剝離、玻璃體炎、視網膜炎、玻璃體退化造成之病變。

患者必須經由散瞳檢查才能判定所罹患的飛蚊症是良性的或是病理性的，因此必須定期追蹤與檢查。只是就算當時檢查出只是生理性或退化性飛蚊症，也不表示將來不會合併病理性的飛蚊症。

可以藉由自我檢查，初步評估是否就醫。在早晨起床前像視力檢查般遮住一眼，輪流用單眼看天花板，如果看到眼前有黑點在晃動或是黑點數目變多、位置變動、大小改變等現象，那就要趕緊就醫。

如果只是生理性或退化性的飛蚊症並不須特別接受治療，如果是病理性飛蚊症有些可藉由雷射治療或是手術處理。罹患較嚴重病理性飛蚊症的機率雖然僅佔5％，但卻有失明的可能，實在不可輕忽。

和飛蚊一樣，眼睛有時也會出現「閃光」情形，這是因為玻璃體在眼球內摩擦或拉扯到視網膜。就好像有人的眼睛遭到重重一拳時，看見「滿天金星」

道理是一樣的。

當眼睛看見「閃光」，甚至斷斷續續出現達數週甚至數個月之久。此時就必須立即到眼科醫師檢查，是否視網膜已經剝離。

另外，由於「偏頭痛」引起腦部血管收縮，也可能使眼睛出現「閃光」。這種閃光會伴隨頭痛，和前述的視網膜被拉扯所引起的閃光是不相同的，並不是眼睛的問題。

飛蚊症護眼重點

- 小心眼球受到撞擊傷害，如打球要小心，可穿戴保護眼罩。
- 避免進行劇烈或急速運動，如高空彈跳、雲霄飛車。
- 避免熬夜，不要用眼過度，多休息，少看手機平板。
- 多攝取富含抗氧化營養素的食物。
- 半年到一年定期到眼科做視網膜檢查。

1-5 糖尿病與眼睛問題

糖尿病患者的血糖控制不佳時，很容易造成許多併發症，而**糖尿病視網膜病變**就是其中之一。根據醫學研究發現，糖尿病患者出現視網膜病變的機率，比一般人高出四十倍，眼睛失明的風險則為非糖尿病患者的二十五倍以上。在臺灣，糖尿病的視網膜病變盛行率高達30～35％，相當於每三個糖友中有一人有視網膜病變，進而造成**黃斑部水腫**，而**黃斑部水腫**是**糖尿病視網膜病變**視力下降的主因，也是造成臺灣中老年人失明最主要的原因。

糖尿病對視力的危害通常較晚發作，因此也比較容易被忽略。由於糖尿病患者即使在節食與藥物控制下，也一樣會突然遭受喪失視力的襲擊，所以事先的防範非常重要，因為糖尿病視網膜病變一旦進入增殖性視網膜病變期，病情

表 1-3　糖尿病患者罹病時間與視網膜變化的關係

糖尿病類型	罹病時間	視網膜變化	百分比
第一型糖尿病	23 年	增殖性糖尿病視網膜病變	50 %
	40 年	黃斑部水腫	50 %
第二型糖尿病	15 年	增殖性糖尿病視網膜病變	10 %
	20 年	黃斑部水腫	25 %

恐怕就無力回天。

糖尿病視網膜病變屬於小血管病變的一種，主要是因為眼部微血管阻塞、出血或產生大量的新生血管的關係。長期的高血糖狀態導致供給視網膜營養的小血管受損，造成硬性物質滲出（脂肪、組織液）、水腫、微動脈瘤、出血等現象，隨著病情可能會演變為微血管阻塞和視網膜缺血等，稱為**非增殖型糖尿病視網膜病變**。當視網膜小血管因為阻塞導致缺血、缺氧時，視網膜會生成新生小血管，此階段稱為**增殖型糖尿病視網膜病變**。當視網膜病變情形加重，還會造成眼睛出現一些疾病，四種常見的眼部併發症有眼球內出血、視網膜牽引性剝離、黃斑部水腫、新生性青光眼和虹膜新生血管。

糖尿病患者如有以下徵兆，則可能為糖尿病視網膜病變：

- 持續幾天或數週視力突然變差。
- 看東西時有點變形或朦朧。
- 注視明亮區域時，突然出現大量的點狀物或「飛蚊」。

糖尿病視網膜病變及其併發症會明顯影響患者的生活及工作，甚至因為失明而造成工作能力喪失或是妨礙社交活動，容易造成患者情緒憂鬱、不穩定，往往因而需要耗費相當大的醫療資源。

罹患糖尿病容易導致眼部病變，除了最主要的視網膜病變外，還有以下幾種併發症：

- 色盲症狀：出現顏色間的對比敏感度降低，且有黃藍色的色盲現象。
- 屈光度增加：高血糖會增加水晶體屈光度，而演變成近視。
- 青光眼：虹膜缺氧會產生新生血管，使眼壓升高。
- 白內障：糖尿病會誘發白內障提早出現。

・眼神經病變：複視及眼肌麻痺急性發作，並伴隨腦神經及顏面神經麻痺。

糖尿病人護眼重點

糖尿病患者務必要前往眼科檢查，並且注意以下規則：

- 第一型糖尿病或在三十歲前發病的患者：發病五年內應接受第一次詳細檢查，之後每年應接受一次追蹤檢查。
- 第二型糖尿病或在三十歲後發病的患者：在確實診斷為糖尿病時即應接受第一次詳細眼部檢查，之後每年應接受一次追蹤檢查。
- 懷孕的糖尿病患者：在準備懷孕之前和懷孕三個月之內，進行詳細眼部檢查；之後每三個月應接受一次複檢，直到產後三～六個月為止。

1-6 青光眼的成因與症狀

青光眼的病名由來據說是因為古希臘醫生希波克拉底（Hippocrates）記述「當眼孔出現宛若地中海的藍色，眼睛不久後就會失明」。

青光眼的發生原因之一是眼壓上升壓迫到視神經。當眼球內運輸養分的「房水」液體分泌不足或者不分泌時，眼壓就會上升，如果因而傷及負責傳遞眼睛視覺訊息的視神經，視野就會變得狹窄或是出現缺損。但是，我們平常就在用兩眼看東西，所以在初期階段難以注意到症狀，容易誤以為只是視力模糊、眼睛疲勞而輕忽。許多人都是等到視力低下等症狀惡化後才驚覺「不對勁」，並經由醫師診斷為青光眼。

七成五的年輕青光眼患者往往會合併近視，近四成的**開放性青光眼**患者為

青光眼的成因

眼球有一種房水透明的營養液體不斷地流通，在內，
眼球前房水如分泌過多或排水管道小樑組織阻塞，
眼球壓力便會增加，造成視力受損甚至失明。

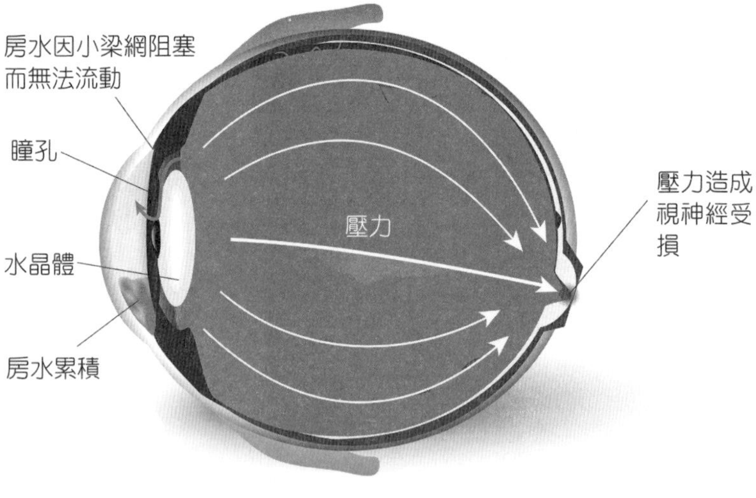

高度近視。青光眼的高危險族群為四十歲以上的中、高年齡層；糖尿病、高血壓、動脈硬化、貧血及患有其他心血管疾病的患者；**高度近視**、家族中有青光眼病史者；長期使用類固醇眼藥水者。因此引發青光眼的生活型態有：用眼過度或不當，例如長時間、近距離用眼。壓力過大、抽菸、慢性病病情加重，如高血壓、糖尿病、高血脂等。

大腦和眼睛都是「以氧氣為主食」的器官，會消耗大量的氧氣，因此自由基的產生比例大於其他器官。因此，也有學者將青光眼的問題原因指向「氧化損傷（oxidative stress）」。人體內會同時進行氧化反應與相反的抗氧化反應，當兩者失去平衡，造成氧化反應較多時，大腦與眼睛便容易疲勞與老化，因而容易使情緒受到影響，眼睛的視野也會變得狹窄。人體的構造、機能一旦被打亂，身體就會容易罹患疾病或者加速老化。大量消耗氧氣，就會產生大量的「自由基」，這種現象就是「氧化損傷」。如同金屬氧化、油放久後劣化成咖啡色一樣，我們的身體也會出現老化。

氧化損傷的發生原因有吸菸、照射過多紫外線、營養不均、暴飲暴食等，生活過於忙碌的現代，我們的確難以避免這些會造成青光眼的因素。

青光眼可分為**隅角開放性青光眼**、**隅角閉鎖性青光眼**，以及**正常眼壓性青光眼**，分述如下：

・**隅角開放性青光眼**：即**慢性青光眼**，好發於白種人，臺灣人罹患此症狀者也較多，約占一半。大多沒有明顯症狀，容易被忽略。此種類型的**青光眼**眼壓會慢慢增高，一般要到眼科進行檢查才會發現。到了末期，患者才會發現自己看東西模糊不清、視覺範圍變窄。長期點類固醇眼藥所引起的**青光眼**也歸在這個類型範圍內。

・**隅角閉鎖性青光眼**：好發於亞洲人，特別是中國人以及日本人，以女性患者居多，可分為急性與慢性。慢性症狀輕微，甚至沒有症狀。急性發作時，患者會覺得突然覺得視力模糊、眼睛紅腫疼痛、頭痛、噁心或是嘔吐，常會被誤認為腸胃炎、心臟病、高血壓而延誤就醫。如果沒有即時處理妥當，甚至會在一兩天內導致失明。

・**正常眼壓性青光眼：**有些人在眼壓正常的情形下，卻出現青光眼或是**視神經傷害**，這種情況稱為**正常眼壓性青光眼**或是**低壓性青光眼**。

青光眼護眼重點

- 適度進行快走、游泳等較和緩的運動，避免倒立、跳水等劇烈運動。
- 避免接觸會增加眼壓的樂器，如薩克斯風、喇叭等。
- 避免穿著會增加眼壓的衣著，如打領帶、硬領衣物。
- 生活作息正常，避免長時間用眼。飲食清淡。避免情緒起伏過大。
- 多攝取含有花青素與葉黃素的食物。
- 多閉眼或是眨眼休息。
- 四十歲以上者，應定期前往眼科檢查（眼壓、眼底、裂痕燈檢查）。

1-7 濛濛霧霧看不清的白內障

白內障是一種眼球內的水晶體出現混濁現象，導致看不清楚的眼睛問題。水晶體本來是透明無色，當水晶體混濁使得光線無法完全穿透時，視野就會變得不清楚。症狀包括：視力模糊、對強光敏感、眼前黑點、影像的顏色變得較暗、閱讀時感到光線不足、眼鏡度數經常變化等，嚴重時只能辨認眼前的手指或是僅剩下光覺視力。白內障患者的水晶體之所以會病變，通常是因為水晶體內部的膠質受到光刺激，因而產生氧化現象，並呈白濁狀態。

白內障主要為老化、糖尿病、外傷、藥物或眼睛接觸有毒物質所引起。好發年齡約在五十歲左右，到八十歲時幾乎所有人都會出現白內障。現代人需要開車、看電視、打電腦、用手機收發郵件等，被迫過著整天過度用眼的生活。

白內障的成因

眼球內的水晶體出現混濁，使視力變得模糊不清。

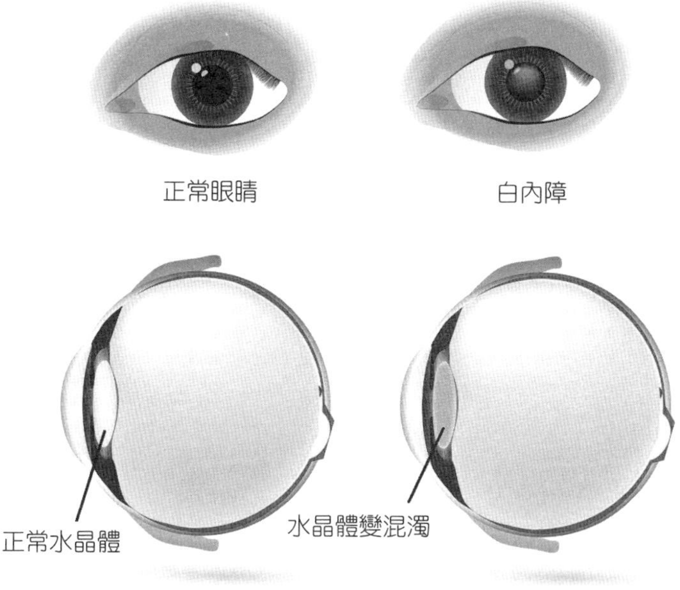

表 1-4　白內障依成因分類表

病名	成因
老年性白內障	老化以致水晶體發生混濁，造成視力障礙。
外傷性白內障	眼部受到外傷，或穿透性眼內藥物所造成。
併發性白內障	虹彩炎、青光眼、網膜色素病變等所造成。
代謝性白內障	糖尿病、甲狀腺疾病等所引起。
藥物性白內障	長期使用類固醇等藥物所引起。

白內障的高危險族群主要就是高度近視患者。糖尿病等代謝異常者也容易提早發生白內障。再加上，紫外線也是白內障的大敵，結果使得白內障發生年齡逐年下降。更應避免長期使用類固醇等藥物。

美國罹患白內障的人口超過二千萬人，而全球每年大約會移除九百萬個白內障的水晶體。根據統計，臺灣地區六十五歲以上的老年人白內障罹患率為10%，並且每年增加8%～10%的比例。老年性白內障的發生與年齡有關，年齡愈大則發生的機會也愈高，六十五歲至七十五歲的老年人約有60%罹患白內障，七十五歲以上則約九成都有白內障的現象，因此銀髮族應隨時注意眼睛的保養。

想要有效預防白內障，在生活上應避免長時期暴露於陽光下，因為紫外線容易導致水晶體老化，所以烈日下活動應配戴能夠阻隔紫外線的太陽眼鏡。本身有糖尿病的人，應注意控制血糖，並定期接受眼睛健康檢查。無論工作或運動，都要特別注意眼睛的安全防護，避免**外傷性白內障**。還有平日要小心使用眼科藥物，遵循醫師指示用藥，並定期前往眼科檢查。

白內障護眼重點

- 多運動、促進血液循環。
- 配戴能夠阻隔紫外線的太陽眼鏡，遮蔽紫外線的傷害。
- 避免長期使用類固醇藥物。
- 多吃抗氧化食物，如：綠色蔬菜、水果。
- 補充維生素C以及綜合維生素。
- 四十歲以上者，應定期前往眼科檢查（裂隙燈檢查、眼壓檢查、眼底檢查等）。

1-8 不可輕忽的黃斑部病變

根據統計，昔日臺灣地區老年人失明的頭號殺手是**白內障**，**老年性黃斑部病變**（Age-related Macular Degeneration, AMD）則緊追在後，名列第二。如今由於臺灣已進入高齡社會，但國人普遍對眼睛疾病缺乏預防及治療的正確觀念，加上高度近視者眾多，日後老年性黃斑部病變罹患人數將可能超越白內障。

黃斑部病變是一種退化性的疾病，好發於五十歲以上的老年人，而且隨著年齡增長，罹患率也會提高，因病變發生的位置在視網膜的黃斑部（macular），而得名。

一般引起黃斑部病變的真正原因不明，研究發現可能還與遺傳、吸菸、高血壓、經常暴露在強光下、過度用眼、缺乏黃綠色蔬果等營養有關。

不過眼睛老化是導致黃斑部受損的主要原因，現在由於罹患高度近視的人變多，而高度近視會造成視網膜變薄或變形，也會導致黃斑部組織損傷，因而形成病變。此外，位於黃斑部下方的脈絡膜會產生不正常的新生血管，而且這些新生血管很脆弱，容易反覆出血或滲水，進而破壞黃斑部的感光細胞。

視網膜就好像相機的底片一般，可以接收影像而感光後產生視力。紫外線通常可以被角膜或是水晶體過濾。但是藍光卻會穿透眼球直達視網膜。黃斑部位於視網膜中心，是視覺最敏銳的部位，一般閱讀及精細工作所需的視力皆要依賴黃斑部，因此黃斑部一旦受到損傷，視力就會明顯受到影響。

太陽光中的紫外光、藍光進入眼睛後會產生大量的自由基，導致眼睛功能退化、視力受損。水晶體和黃斑部中央含有豐富的葉黃素及玉米黃素，具有保護眼睛作用，能夠過濾掉藍光，避免藍光對眼睛的傷害。也就是說，葉黃素與玉米黃素就像是人體自備的太陽眼鏡或防曬油，能夠阻擋陽光對眼睛的危害。

黃斑部病的成因

視網膜的黃斑部是視力最為精密區，
如果發生病變，視力會受損甚至失明。

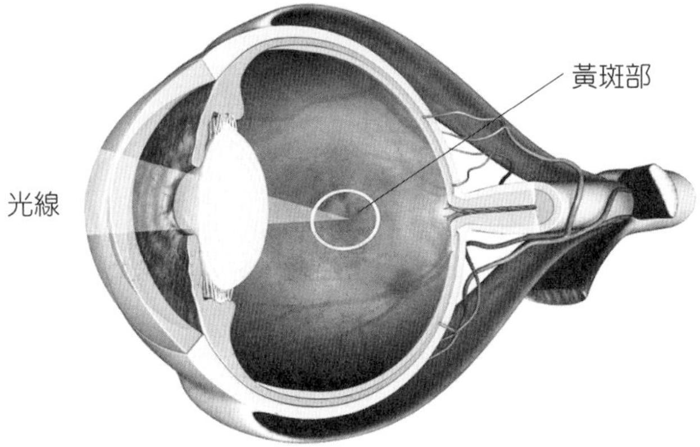

表 1-5　老年性黃斑部病變分類比較表

	乾性	濕性
成因	因老化而使黃斑部組織變薄，導致輕微的視力喪失。	視網膜下有不正常血管增生，有液體和血液滲出後損傷黃斑部。
症狀	症狀通常較輕微。	視野中心會出現黑點，容易造成視力嚴重喪失。
治療方式	無法治療。	激光凝固和光動效應療法。

什麼是藍光？

藍光是能量最強的可見光，波長介於400～500nm之間。長時間接觸戶外光線與LED等、3C產品所發出的藍光強度皆會造成眼睛的慢性傷害。

黃斑部病變會使雙眼視力逐漸衰退，對年長者的生活品質有相當大影響。然而，一般民眾對於黃斑部病變的警覺性不高，目前國內罹患黃斑部病變的病例明顯增加。除了老年人容易罹患黃斑部病變，還有一種近視性黃斑部病變的人數也增多，年齡層更有下降的趨勢。

黃斑部病變的症狀，通常為影像中央糢糊不清或附近出現盲點，看直線時會變成波浪形或出現斷裂。此病症剛開始時只有局部視力障礙，並不會造成完全失明。但是，未必雙眼同時出現症狀，單眼出現症狀時，往往很容易被患者忽略，而延誤就醫的最佳時機；如果兩眼同時罹患，則會嚴重影響閱讀及工作。

表 1-6 阿姆斯勒方格表

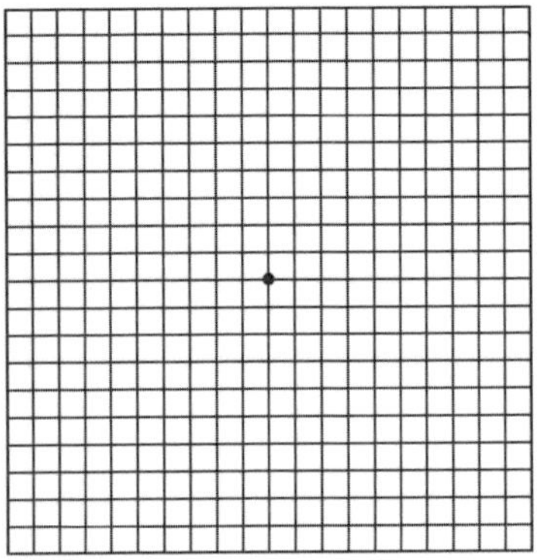

自我測試法(Amsler Grid)
這是可以在家自己做的黃斑部病變測試方法，非常簡單 。

步驟：
1. 先檢查右邊的眼睛，請把左眼用手遮住。有眼鏡要戴著。
2. 右眼注視表格中心的黑點
3. 如果表格的線有彎曲變形，表示眼睛可能有病變。
3. 遮住右眼檢查左眼 。

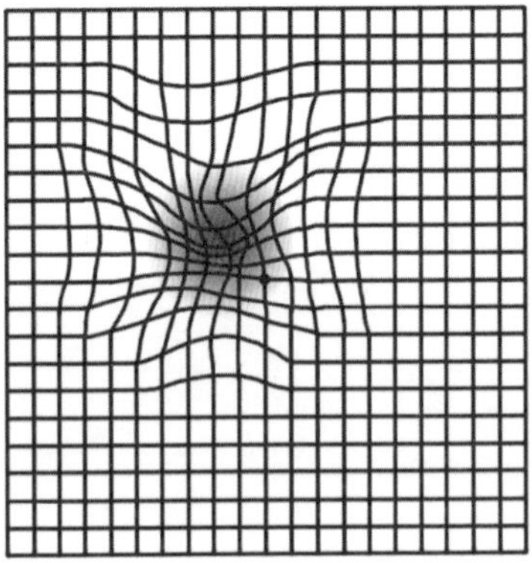

如果左上表格的線有彎曲變形（如左圖），表示眼睛可能有黃斑部病變，請儘快到眼科做進一步檢查。

我們可以利用阿姆斯勒方格視野表（Amsler's chart）自我測試是否有黃斑部病變。測試方法為坐在光線適宜的地方，手持圖表舉至眼睛高度，距離約三十公分，然後將一眼遮住，用另一眼看圖中小方格中間的小黑點，測試完再換另一隻眼睛進行同樣的步驟。測試過程中只要發現自己看不見方格表中間的小黑點，或是其周圍小方格看起來呈波狀、模糊或扭曲、凹陷（如右頁下圖），顯示黃斑部可能已經產生病變，此時要立即就醫和改變飲食型態。

歐洲一項研究發現，抽菸也是促進眼睛老化的元凶之一，因為抽菸與老年性黃斑部病變有關。研究中針對五千多位六十五歲以上的患者，將其分成不抽菸、目前不抽菸與過去曾抽菸等三組，藉以了解抽菸與老年性黃斑部病變的相關性。結果發現受試者中有近三成的老年性黃斑部病變發生可直接歸因於抽菸，研究也顯示受試者可以藉由戒菸而降低罹患黃斑部病變的機率。證明不抽菸或盡早戒菸，皆可有效減少罹患老年性黃斑部病變的風險。

黃斑部病變已是導致歐美高齡人口失明的主要原因，而且有年輕化以及逐年增加的趨勢。以英國為例，一九三三年只有6%的老年人患有老年性黃斑部病變，而到一九九〇年，罹患率已高達近五成。需要特別注意的是，歐美國家罹患此症的人平均年齡為六十歲以上，而臺灣國內則常發生在四十歲左右的人身上，顯示此症在臺灣的年輕化趨勢。四十歲的壯年族群正處於事業高峰的階段，如果不能提早預防黃斑部病變形成，一旦惡化，甚至失明，不僅造成個人的遺憾，也是社會的損失。因此許多專家已提出警訊，未來黃斑部病變所導致的失明將成為公衛保健上的最大隱憂。

形成黃斑部病變後就無法治癒，藥物和雷射手術只能暫時控制病情不要持續惡化。當眼底檢查結果已發現新生血管，表示病情隨時可能會爆發，一旦爆發將造成出血，甚而導致失明，務必得事先妥善預防。

黃斑部病變護眼重點

- 配戴能夠阻隔紫外線的太陽眼鏡，遮蔽紫外線的傷害。
- 降低3C產品銀幕亮度。避免在昏暗環境中使用3C產品。每隔三十分鐘就應該刻意眨眼及離開電腦螢幕，讓眼睛休息至少十~十五分鐘。
- 抽菸者罹患黃斑部病變的機率比不抽菸者來得高，所以一定要儘快戒菸。
- 體內血液循環不佳與血液中含有高比例脂肪，都會促使黃斑部病變發生。因此，心血管疾病患者應遵照醫師指示服藥。
- 五十歲以上的人，每隔二~五年應接受一次眼科檢查。有黃斑部退化家族史者，每年至少應接受一次眼科檢查。
- 在家中可自行以阿姆斯勒方格表監測視覺狀況，以儘早發現視覺狀況變化。
- 油炸食物會使體內自由基增加，容易使黃斑部受到破壞，應減少攝取油炸食物。

●各類蔬果中富含類胡蘿蔔素，每日至少要攝取五份蔬果。可多吃菠菜、甘藍菜等，如果本身蔬果攝取不足，可以考慮使用葉黃素補充劑。

●眼球中含有高量的鋅，由此可見鋅與視力保健有一定的關係，海產類食物如：牡蠣、蝦的鋅含量較多，可多食用海鮮。

1-9 其他常見眼睛相關問題

【1 電腦視覺症候群】

3C產品是高科技的產物，它不僅使工作效率提升，更拓展了我們的視野，實在是現代化的一大功臣，但隨著現代人與電腦相處越來越親密，眼睛所受到的傷害就益發嚴重，其中最常發生的問題就是「**電腦視覺症候群**」（computer vision syndrome）。

電腦視覺症候群最常出現的症狀包括：眼球酸痛、灼熱、紅腫、視覺模糊、頭暈、頭痛、視力減退等，如果不即早治療，症狀只會越來越嚴重，所以絕對不可掉以輕心。

電腦視覺症候群的發生原因是眼睛長期盯著電腦螢光幕、眨眼次數減少，造成眼睛表面的水分蒸發乾澀，再加上使用電腦時，視覺焦點集中、距離過近，使得眼球肌肉疲勞。當本身攝取的胡蘿蔔素、維生素A不足，或是辦公室空調溫度及溼度太低，甚至可能會出現慢性結膜炎及乾眼症的症狀。

電腦視覺症候群護眼重點

- 控制用電腦的時間，適度休息。每天在電腦前的時間最好不超過兩小時，且每看螢幕四十五分鐘後，應該休息十五分鐘。還有，每看螢幕十分鐘，要讓眼睛離開螢幕十秒以上。
- 使用電腦的環境應該要保持適當亮度，尤其應該避免讓螢幕正對著光源或窗戶、注意使用電腦時的光線角度。以免反光造成眼睛更大的傷害。
- 休息時注意眼睛放鬆。休息時最好能凝視遠方，以便讓長時間繃緊的眼睛肌肉放鬆，並且藉由多眨眼、多喝水的方式來補充流失的水分。

●放一杯熱水在身邊。一般電腦工作者眨眼次數太少，不知不覺使得眼球表面淚水蒸發過多，因此可在電腦旁放一杯熱水，提高環境濕度，以減輕眼睛乾澀的狀況。

●注意飲食保健、補充營養。食物中有許多成分可以幫助視力保健，其中最重要的就是維生素A（可直接攝取或由胡蘿蔔素轉換）。維生素A是黏膜細胞分化的必要物質，如果攝取量不足，眼睛會容易疲勞乾澀。

【2 乾眼症】

淚液由外而內分為三層，分別是油脂層、水液層與黏液層，維持眼睛的濕潤，只要其中一層出現問題或是不穩定，就會導致角膜破皮、滲透壓升高而造成眼睛發炎的現象，引起眼睛不適、酸澀、眼睛紅、異物感、疼痛甚至視力障

表 1-7　乾眼症四級層面症狀

第一級：輕	
角膜或是淚液方面無症狀或是輕微	不適程度輕微、偶發或是當環境有壓力時發生
第二級：點	
有微量的淚液殘留物、眼球半月面部分縮小、表面有微點狀破皮	偶發或長期存在，不論環境是否有壓力
第三級：線	
線絲狀角膜炎、黏液積聚、淚液殘留物增加	嚴重，經常或持續有不適感
第四級：面	
黏液積聚、淚液殘留物增加、角膜面潰瘍	嚴重，恐造成眼睛失能、症狀持續無法消退

礙，此時就稱為**乾眼症**。經常會被誤診為**慢性結膜炎**，因而延誤病情，所以一旦發現眼睛有乾澀、視力模糊的現象，就必須立即請醫師檢查。

一般來說，**乾眼症**的危險因子為：年齡、性別、環境、自體免疫疾病跟隱形眼鏡等。現代人幾乎整天與3C螢幕形影不離，長時間盯著螢幕，並且多處於有空調的場所，環境比較乾燥。由於眨眼次數不夠，配戴隱形眼鏡時間過久、環境過於乾燥、吸收二手煙，導致淚腺阻塞或退化而使得淚液分泌不足、用藥不當或有其他眼睛問題合併症等皆容易產生**乾眼症**症狀。通常初期症狀並不會太嚴重，但是如果沒有接受積極性的治療，任由其發展下去，角膜會因為過度乾燥而導致潰爛，甚至造成感染及潰瘍，進而損傷視力，嚴重時還會造成失明。

二〇〇七年乾眼症研討會（Dry Eye Workshop，簡稱 DEWS）中，將**乾眼症**分為四個等級。**乾眼症**會以「輕、點、線、面」四級層面循序漸進，一旦進入第二級就是不可逆狀態。

乾眼症護眼重點

●避免讓眼睛過於疲累。提醒自己多眨眼、多看遠方。
●注意空氣濕度，可在身邊放一杯熱水，或是用加濕器、濕毛巾來調節所處環境的濕度，也可以熱敷眼睛。
●注意生活和飲食，補充足量具有強大護眼功能的維生素A、胡蘿蔔素、含 Omega-3 的魚油。

【3　虹彩炎】

虹彩炎，是指虹膜以及睫狀體的急性發炎。虹彩炎發病之確切原因至今仍不甚清楚，主要是自體免疫系統的問題，也可能會因為季節轉換、壓力緊張而引發。此外，有百分之九十僵直性椎炎或相關疾病患者除了會有背部僵硬疼痛的症狀之外，還會合併眼部虹彩炎的情形。

患者會有眼睛紅、畏光、疼痛、流淚以及視力模糊的情形，特別的是通常不會有明顯的分泌物產生。臨床診斷主要是在裂隙燈檢查下，可發現在角膜內側有沉積物的附著，前房有發炎細胞的反應，情況嚴重者甚至會後溢至後房的玻璃體內而引起程度不等的視力模糊。

由於虹彩炎是免疫系統發生問題所產生的疾病，因此在治療上主要以類固醇藥水來治療，有時候會合併使用散瞳劑或是眼壓的藥水。大部分的虹彩炎屬於急性發作，因此在使用藥物治療後，大多可獲得改善或緩解。不過有少部分的虹彩炎由於病程較長而且嚴重，可能需投與口服類固醇藥物或者合併使用免疫抑制劑才能達到有效的控制。

大部分的虹彩炎在急性發作治癒之後，視力以及前房發炎的情況大多可以回復正常，可是如果反覆發作，往往容易造成虹膜粘黏，使得瞳孔外型變得不規則、白內障或青光眼等的併發症而導致視力受損。

紅眼症

「紅眼症」指的是「流行性結膜炎」，大部分的流行性結膜炎會兩週內得到相當程度的改善。然而，如果紅眼的症狀在兩週內沒有消退，反而有惡化現象時，極有可能是虹彩炎，而非結膜炎了。

虹彩炎護眼重點

- 如果平時眼睛沒有畏光問題，突然出現畏光，或全身倦怠，眼睛紅紅的，小心罹患虹彩炎。
- 維持良好的生活作息、不熬夜、不抽菸、減低壓力。
- 保養免疫系統，以免反覆發作。
- 有罹患過虹彩炎的患者，如眼睛有任何不舒服，應立即就醫檢查。
- 戴隱形眼鏡的人一旦得虹彩炎，最好不要再戴隱形眼鏡。

●糖尿病患要注意血糖，才比較不易引起體內免疫的反應，造成虹彩炎。
●高危險群像糖尿病或免疫力較為脆弱的患者，或者自體免疫疾病如紅斑性狼瘡患者，都要特別留意虹彩炎。

【4 眼中風】

我們常聽到腦中風和心肌梗塞，但近年來還有一種**眼中風**，患者人數也逐漸上升。血栓塞住腦血管是腦中風，如果是塞住眼部血管，就成為眼中風。

眼中風患者往往也是容易罹患腦中風、心肌梗塞的人，醫學證實與年齡、抽菸、喝酒、高血壓、高血糖和高血脂（三高）、肥胖、體質、家族史有關，這些危險因素也和糖尿病有關。

由於眼睛內具有許多血管和神經，與腦部一樣都是血管和神經密集的區域，當血液含有較高的血糖血脂，會較為混濁，再加上養分、氧氣不夠，血管硬化、血流變慢等因素，累積在一起，有時會發生眼前忽然一暗，視力模糊，白茫茫霧濛濛一片，但過一段時間似乎又看得到，醫學上稱為**暫時性黑矇症**（amaurosis fugax），一陣子會自然消除。但如果一明一暗的情形沒有好轉，或情況愈來愈糟，甚至變得看不見，小心可能是眼中風。

有些人，尤其是高齡者，突然出現視力模糊的情形，誤以為是老花眼，置之不理，結果延誤就醫，視力受損甚至失明。因此，如果發現視力突然模糊的症狀，一定要把握時機，盡快就醫。一般眼中風有關鍵兩周黃金治療期，甚至有些嚴重案例超過黃金急救期90分鐘，視力就會永久受損甚至失明。

常見的眼中風是發生在眼球視網膜，稱為**視網膜中風**，另外還有發生在視神經上，稱為**視神經中風**。視神經中風一般是高齡者常見的急性視神經病變，但年輕族群也有風險，其中以糖尿病患者最多。

眼中風經常是單側眼睛突然看不到，但近來雙眼同時中風的案例也有增加的情形。根據醫學期刊論文統計，40歲以上民眾罹患眼中風有2％，隨年齡增加，全世界約有1千6百萬名患者有眼中風的問題，是造成成年人視力失明的主要原因之一。

根據美國和英國的研究，一旦發生眼中風，病人會傾向也發生腦中風，在眼中風一年內出現腦中風的機率約2％，三至五年內腦中風的機率約15％。也就是說，當一個人被醫師診斷眼中風，在5年內，約每4個眼中風病患，其中就會有1人腦中風。

眼中風不僅是病人或老人的專利，事實上，年輕上班族或學生族群，因為常熬夜、使用3C產品，生活習慣不良等問題，可能因為睡眠不足，免疫力下降，使血管發炎，導致視網膜發生眼中風。

為了預防眼睛失明，降低危險因子，必須從飲食、運動、生活作息著手。三高病患要好好控制，飲食避免太油、太鹹、太甜，養成規律運動習慣，維持正常作息、少熬夜，並且每年定期到眼科做檢查，預防眼中風發生。

在飲食方面，基本可採用糖尿病患者的低醣飲食，降低高血糖的風險，因此要避免澱粉類含量高的食物，並增加高脂肪、高蛋白，也就是低ＧＩ飲食。但糖尿病或三高患者，需諮詢醫師或及營養師。

同時，我們也可多吃護眼食物，像是深綠、橘黃蔬菜，菠菜、紅蘿蔔等，富含葉黃素或β胡蘿蔔素，前者可延緩黃斑部退化，後者有助維護視力；而芭樂、奇異果等富含維生素Ｃ，可降低自由基對眼睛的傷害。還有富含 omega 3 的鮪魚、鯖魚、秋刀魚、竹夾魚等。

眼中風護眼重點

- 眼睛突然視力模糊，或是一下子暗一下子又看得見，千萬別輕忽大意！如果發現視力突然模糊的症狀，一定要把握時機，盡快就醫。
- 腦中風、心肌梗塞、糖尿病患者，是眼中風的高危險群，原因與年齡、抽菸、喝酒、高血壓、高血糖和高血脂（三高）、肥胖、體質、家族史有關。

●眼中風不僅是病人或老人的專利，事實上，年輕上班族或學生族群，因為常熬夜、使用3C產品，生活習慣不良等問題，可能因為睡眠不足，免疫力下降，使血管發炎，導致視網膜發生眼中風。

●飲食、運動、生活作息三者都要調整，才能預防眼中風發生的風險。

【5 弱視】

嬰兒剛出生時視力很差，只有0．05或以下，只看得到光線。4至6個月大的嬰兒眼睛開始會隨著東西移動。一、兩歲以後，視力快速發育，到兩、三歲時已經發育到接近成人的視力，到6歲兒童視力才逐漸發育完全。如果兒童視力在發育過程中，沒有適當發育，過了關鍵期，視力不再發育，就稱「弱視」。

弱視是學齡前兒童最常見的眼睛問題，台灣有4％幼兒患有弱視。因為視力有黃金治療期，經過矯正治療有機會痊癒，因此家長在小孩3至4歲即可到醫院做第一次的視力檢查，提早發現弱視，如果父母家族有相關眼部問題，最好1歲就做檢查。

弱視和近視很類似，都是視力不良，差別在近視的孩子還可以用眼鏡矯正，但如果是弱視，即使戴眼鏡也看不清楚，所以弱視造成的視力不良是比近視嚴重的，以後不能開車、騎車，甚至影響求學。

怎麼察覺孩子有沒有弱視？弱視可能的情形包括：看東西的時候，常常側頭或瞇眼睛。看電視或閱讀時，會太靠近電視螢幕或書本、平板等。孩子的雙眼或單眼看起來似乎有些目光飄移、渙散不集中的情形。眼球會顫抖、喜歡用手指按住眼睛。走路常撞到桌椅或跌倒。常抱怨看不清楚。

如有發生以上的症狀，應儘速帶著孩子去合格的眼科診所或醫院進行診斷。近視與弱視的症狀很類似，其中弱視是戴了眼睛，仍舊無法看清楚，因此需要專業醫師來判斷孩子是近視或弱視等視覺問題，千萬不要自己以為只是近視，延誤了孩子弱視治療的黃金時期。

弱視 護眼重點

父母家人要常觀察兒童日常生活小細節，如果可能視力不良一定要趕快去眼科求診！

- 觀察孩子眼睛的外觀：如兩眼的大小、形狀、顏色是否正常且一致？瞳孔的大小、縮放和反光是否一致？眼球位置是否正常？
- 觀察孩子日常生活的表現：如是否會怕光？常揉眼睛？經常跌倒或撞到？不停流淚？不停眨眼或眼球不停顫動？
- 觀察孩子用眼的習慣：如看東西時距離太近、瞇眼或歪頭？經常說看不清楚？不喜歡需要專注用眼力的活動？

第2章

正確選擇護眼營養素

看過前述眼睛問題的整理後，者是否覺得應該好好正視眼睛相關問題，好好保養自己的雙眼呢？

隨著飲食與生活型態改變、社會無處不充滿著壓力，我們身邊充斥著會影響健康的要素，不少人開始擔心自己是否那一天會突然罹患**癌症**、**糖尿病**、**動脈硬化等「生活習慣病」**。

目前公認是最能有效預防**生活習慣病**的食品即是具有「高抗氧化作用」的食品。「抗氧化作用」即是指抑制自由基生成，減緩身體細胞老化的作用。常見的高抗氧食材有藍莓、鮭魚、黃綠色蔬菜、綠茶、葡萄酒等。這些食物皆富含花青素。各種新鮮蔬果，提供各種抗氧化劑，有助於眼睛維持明亮健康，可以說是最佳護眼食物。除此之外，還有葉黃素／玉米黃質、胡蘿蔔素、維生素A、蝦青（紅）素，甚至中藥藥材等皆具備不同症狀的護眼相關功效。

有鑒於肥胖等生活習慣病的預防與美容保養，人們對「食」的健康意識抬頭，各種健康資訊無疑是現代人最求知若渴的資訊。本章節整理了護眼相關食品的功效與護眼機制，提供給大家參考。

2-1 花青素

花青素的英文 anthocyanosides 是希臘語 anthos（花）與 cyanos（藍色）的複合詞，如同其名意指「花的藍色成分」，日文是アントシアニン。實際上，決定花朵顏色的大部份色素都含有花青素。而且，花青素有超過四百種，除了藍紫色之外，還有紅紫色、紫色、橘色等顏色。這些色素與土壤中的礦物質等反應，形成鮮豔的顏色。

前面提過，視網膜上的紫色蛋白質「視紫質」可將光線轉為電子訊號，傳至大腦產生「視覺影像」，我們才得以「看見」。因此人體會不斷消耗視紫質。因此需要補充幫助視紫質合成的物質，而這個救星就是花青素。

花青素是藍紫色的天然色素，多存在蔬果中，如紫色茄子、紫甘藍、紫地瓜、黑醋栗、藍莓、山桑子、蔓越莓、李子等紫色蔬果，從飲食中便能獲得充足的花青素，都是不錯的選擇，其他像草莓、番茄、紅葡萄、蘋果等紅色蔬果，也富含花青素，可以多吃來維護眼睛健康。還有流行的蝶豆花、黑枸杞，可以泡花果茶，具有迷人的藍紫色。

黑枸杞又名黑果枸杞或黑杞子，和我們常見的枸杞同為枸杞屬植物，果實呈紫黑色，味道也和枸杞類似，主要生長在青海、甘肅、新疆等地，產地格爾木尤其出名。傳統藏醫認為，黑枸杞用於治療心熱病、心臟病、降低膽固醇，又具有增強免疫力等效果。後來人們發現黑枸杞所含的花青素超過藍莓。黑枸杞泡水之後呈現藍紫色，與紅枸杞相比，黑枸杞的維生素、礦物質等營養成分含量更豐富，也含有其含具有清除自由基、抗氧化功能的天然的花青素。黑枸杞的花青素含量是藍莓的22倍。

蝶豆花是豆科蝶豆屬植物蝶豆的花，蝶豆屬植物共有一萬多種，包括鷹嘴豆、蠶豆都是。蝶豆花呈蝴蝶形，泡水會呈現鮮艷的藍紫色，在東南亞被當成是一種天然食用色素。從蝶豆花提取的化學化合物包括各種三萜類化合物、黃酮醇苷、花青素和類固醇。但蝶豆肽具有刺激子宮收縮的作用，因此孕婦不宜食用蝶豆花。

另外一些有色蔬果中也含有花青素，可適時補充，例如：火龍果不論紅白肉均附有維生素C、花青素、水溶性膳食纖維、胡蘿蔔素等。葡萄籽當中亦富含花青素，黑豆的外皮也含花青素——矢車菊素，且單位含量高。兩者的生理活性與山桑子相同。

花青素就像黑色素一樣，具有保護果實的作用，會吸收紫外線，防止破壞果實。植物不像人類一樣會分泌黑色素，但植物會生成藍紫色的天然色素「花青素」，保護自己。

植物的花青素對人類也有好處，能夠守護我們的身體，轉為有益身體健康的成分。

每天持續攝取花青素、隨時處於充足狀態，可以協助視紫質的再合成。透

市面各種熱門花青素 Anthocyanosides（アントシアニン）營養補充品

	中文名稱	英文名稱	日文名稱
1.	黑枸杞	Black Goji Berry（Black Wolfberry）	ブラックゴジベリー、野生黒クコの実
2.	蝶豆花	Butterfly pea（Clitoria ternatea）	バタフライピー
3.	藍莓	Blue Berry	ブルーベリー
4.	黑醋栗、黑加侖	Black Currant	黒カシス、クロスグリ、ブラックカラント
5.	山桑子、覆盆子、歐洲越橘	Bilberry	ビルベリー
6.	桑葚	Mulberry	桑の実、くわの実
7.	巴西莓	Acai Berry（ACAI）	アサイーベリー、アサイー
8.	接骨木莓果	Elderberry	エルダーベリー

*這個表格有助於您在市場上選購相關花青素產品。

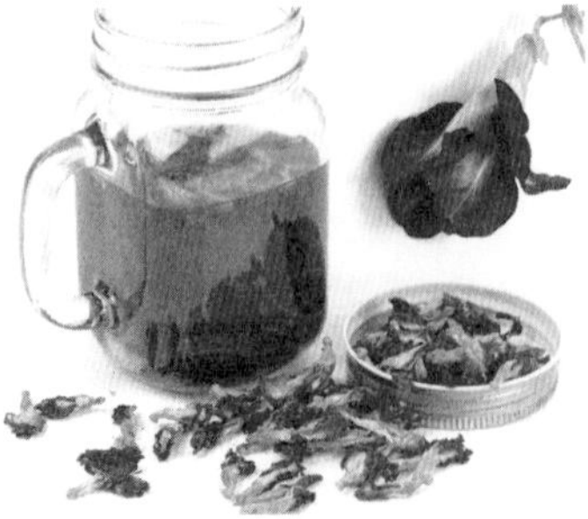

蝶豆花

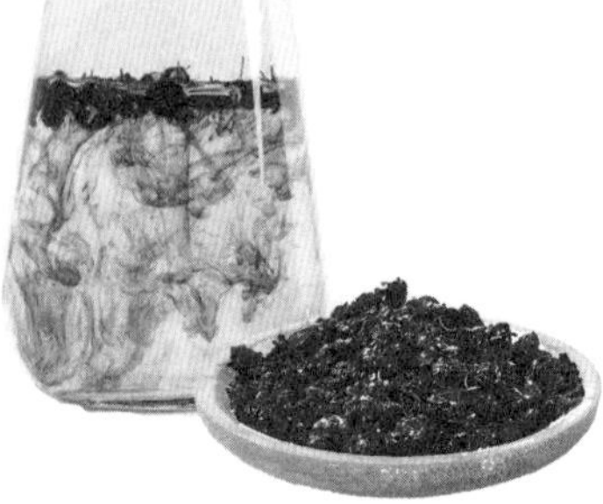

黑枸杞

過花青素的輔助，不但能改善視覺機能、增進夜間視力，還能拓廣視野。

研究結果顯示，有慢性眼睛疲勞困擾的人，持續攝取花青素一個月後，85%以上的患者會得到有效的改善。花青素的攝取效果因人而異，有些人會在二～四小時後顯現，並於二十四小時後消失。換句話說，花青素雖然能在短時間顯現效果，但一天後就會被排出體外，所以必須不間斷地持續補充。

【1 藍莓】

藍莓的英文是Blue Berry，日文ブルーベリー。在第二次世界大戰的時候，當時有位英國空軍飛行員非常喜歡藍莓果醬，每天都要吃塗滿藍莓果醬的麵包。

某天晚上執勤完夜間飛行後，他說：

「雖然晚上光線微弱，但我卻能看得很清楚。」

飛行員這句話引起義大利與法國學者的興趣，開始著手研究藍莓。因為對飛行員來說，晚上也能看清四周是一大利器。

研究的結果顯示，野生藍莓內含的花青素，具有幫助人眼形成影像的效果。換句話說，那位飛行員每天吃進藍莓果醬，才能在夜間飛行時看得清楚。

因為這樣的研究，愈來愈多的人認識到藍莓在眼睛保健方面的效果。

藍莓的兩大力量：

①高抗氧化力！

藍莓富含對眼睛有好處的健康物質。隨著研究的進行，人們發現在這藍紫色的小果實裡，還蘊藏著令人驚豔的力量。

飲食與生活型態的變化、壓力繁多的社會環境等等，我們身邊充斥著為健康帶來不好影響的要素，不少現代人都擔心起癌症、糖尿病、動脈硬化等「生活習慣病」。

病。

研究指出，高「抗氧化作用」的食品能有效預防威脅我們日常的生活習慣病。

「抗氧化作用」是抑制自由基的生成，減緩身體細胞老化、預防生活習慣病的作用。作為不讓身體「生鏽」的高抗氧化食材，藍莓逐漸受到世人關注。

什麼是自由基？什麼是抗氧化作用？

・自由基

如同物質氧化生鏽，自由基會使身體老化。抑制我們身體內引發生活習慣病、老化的自由基生成，保護身體健康的作用就是「抗氧化作用」。

・抗氧化作用

高抗氧食材除了藍莓之外，還有鮭魚子、黃綠色蔬菜、綠茶、葡萄酒等等。

藍莓的抗氧化能力約是維他命C的5倍。藍莓主要成分的花青素為多酚的一種，有學者認為其抗氧化能力約是維他命C的5倍。

多酚是植物的葉、花、莖所含的苦味成分。除了葡萄果皮、藍莓中的花青素之外，綠茶中的兒茶素、大豆中的異黃酮也屬多酚的一種。另外，葡萄酒、豆腐等食品也富含多酚物質。

藍莓的抗氧化維他命（維他命E與維他命C）豐富！雖然跟其他水果比較起來，藍莓中的維他命含量沒有特別多，但相對含有較多被稱為「抗氧化維他命」的維他命E與維他命C。

抗氧化維他命是指具有抑制自由基生成，降低容易引起動脈硬化的過氧化脂質，減緩癌症發生、老化、免疫機能低下等的維他命。

成年女性的維他命E每日建議攝取量為8毫克。維他命E主要是從植物油中攝取，但一天食用100公克的藍莓，就能達到維他命E建議攝取量的20～22％。攝取植物油需要注意熱量控制，而藍莓每100公克僅產生約50大卡的低熱量，可以安心食用。

水溶性的維他命C可從蔬菜中攝取，但烹煮過程可能造成營養流失。就這點來說，藍莓可直接帶皮裸食，攝取上簡單又有效率。

這個「直接帶皮裸食」，也是藍莓的人氣秘密之一。

近來，不少人雖然喜歡水果但卻討厭剝皮，而藍莓能連皮直接吃下肚，不用擔心種籽的問題。

容易食用、低熱量、富含對身體有益成分的藍莓，對我們現代人來說，真的是極為方便的保健水果。

②藍莓含有豐富的膳食纖維！

果實是富含膳食纖維的食材，其中又以奇異果、草莓、香蕉為多。不過，藍莓的膳食纖維含量更勝於這些水果。

膳食纖維每日建議攝取量為20～25公克，攝取100公克的藍莓就能達到目標的13～21％。

充分攝取膳食纖維有助於整腸作用。腸胃狀況獲得改善後，不但身體容易吸收食物的營養，也有助於減肥、修護膚質。

我們可將藍莓製成果醬、摻入優格當中，吃得美味的同時，還能變得更加健康。

【2 山桑子】

北歐產的野生種藍莓「山桑子」（英文Bilberry，日文ビルベリー），與藍莓、蔓越莓同為越橘屬（Vaccinium）植物，花青素含量約為一般栽培種的五倍。山桑子的最大特徵是鮮豔深濃的藍紫色果肉，切開果實就能了解其理由。栽培種的藍莓僅有表皮呈現紫色，而山桑子卻是連裡頭的果肉也為藍紫色。捏起果肉的手指、嘴巴周圍都會被染色，色素深濃到難以洗掉。這般深濃藍紫色的色素，即是前述的「花青素」顏色，是對眼睛健康有幫助的色素。

此外，花青素分為許多種類，各自發揮不同的功效，而北歐山桑子（又稱歐洲藍莓、越橘）的萃取物（Bilberry Extract）中，就有高達十五種花青素，而且大部分都具備高抗氧能化。研究指出，山桑子具有下述功效：

- 阻隔自由基
- 使血液順暢，改善血管老化、心血管損壞等。

山桑子內所含的「花青素」（OPCs）具有很強的抗氧化效果，與葡萄籽及松樹皮萃取物中的 OPCs 結構類似。許多生化研究報告發現，山桑子所含的花青素特別具有「微細血管的保護作用」（眼睛微細血管密度高），這也是山桑子具有保護眼睛作用的重要機制，可藉此改善眼睛疲勞現象以及夜間視力。可能與山桑子可以「加速視網膜感光物質的再生能力」有關。山桑子亦對糖尿病患者最常見的眼部病變有很好的預防改善效果，因為含有抗氧化能力的花青素，可以降低糖尿病患體內自由基破壞視網膜機會，所以對於老化所引起的白內障及黃斑性病變問題，也具有預防的效果。

小巧的果實中蘊含如此強大的力量，山桑子因而被稱頌為「藍莓之王」。研究人員與廠商為了讓人們更好吸收，針對山桑子中十五種花青素的成分，努力分別改變條件、不斷地反覆分析。在不破壞山桑子的天然成分，保留原有營養成分的狀態下，藉助超微細化進一步提升體內的吸收量，將山桑子原有的營養精華成分全部保留，分解成肉眼看不見的細小微粒子。

二〇〇六年十月日本 WAKASA 生活公司（わかさ生活）正式著手開發前所未有、新型態的山桑子保健食品，想要藉此提升營養素的吸收程度。奈米山桑子（超微細化ナノビルベリー）精華的顆粒細小，能夠完全溶於水中，因此可以流至身體各個角落。二〇〇七年底該公司完成奈米山桑子研發後，又經過將近兩年的歲月才真正製成商品上市。在這段期間，分析奈米山桑子效果的相關研究、實驗仍舊不斷進行，除了「對眼睛有好處」之外，也逐漸發現解奈米山桑子無可估量的力量。除了預防生活習慣病、花粉症等，奈米山桑子在預防醫學領域也備受期待。藉由奈米化，實現了平常兩倍的吸收量，擴展了奈米山桑子的各種可能性。「奈米山桑子」製造技術已取得專利。甚至發現奈米山桑子還能減緩青光眼問題！

【3 黑醋栗】

黑醋栗（英文 Black Currant，日文黒カシス、クロスグリ等）是一種暗紅色的漿果，外觀有點像野生藍莓，學名是 Ribes nigrum L.，一般都是以黑加侖、黑佳麗和黑嘉麗的名稱為民眾所知。黑醋栗的野生種分佈在歐洲和亞洲，16 世紀開始在英國、荷蘭、德國馴化栽培，至今只有四百多年的歷史。據瞭解，黑醋栗在二次大戰期間才開始大量種植，這是由於大戰期間短缺含有維生素C的水果，偶然間發現黑醋栗的維生素C 含量相當高，所以開始栽種。

黑醋栗亦含有豐富的花青素，能鞏固微血管壁，幫助紅血球輸送氧氣與養分，促使血液循環暢通，所以能調節眼睛結締組織，有效鬆弛睫狀肌的緊張、減輕眼睛問題症狀。研究發現黑醋栗可以抑制水晶體曲折度的退化，舒緩睫狀肌的緊張，對於改善假性近視、舒緩眼睛疲勞有不錯的功效。根據臨床報告每日攝取12．5 mg「黑醋栗花青素」可幫助眼睛在黑暗中的適應力，每日攝取50 mg「黑醋栗花青素」可消除**短暫性近視**發生，對於用眼過度的現代人而言無疑是最好的補充管道。

根據日本的研究顯示，每日服用50毫克黑醋栗花青素的人，其黑暗中的視力比一般人更佳，同時也可降低因長時間使用電腦後所引起的眼睛不適症狀。

黑醋栗所含的花青素比藍莓、草莓等其他莓類都還要來得高，因此它又被稱為花青素之王，其花青素結構和山桑子類似，但具有更強的抗氧化力，研究發現黑醋栗的抗氧化能力為藍莓的2．5倍，所含的花青素為藍莓的1．7倍，酚酸含量也為藍莓的1．5倍。

不過黑醋栗從種子提煉出來的油（Black Currant Seed Oil，黑加侖油）則是因為富含γ－亞麻酸而聞名，作用與眼睛保健較無關，可減輕更年期不適、增進血液循環、減少脂肪在血管內壁的滯留、預防和治療動脈硬化、降低高血壓、增進皮膚健康、調節女性荷爾蒙的平衡等。

花青素攝取叮嚀

● 野生種藍莓內含的花青素，具有幫助人眼形成影像的效果。膳食纖維的每日建議攝取量為20～25 g，攝取100 g的藍莓就能達到目標的13～21％。

● 一般人保養，每天約可攝取80 mg含25％花青素標準的山桑子萃取物。視力有衰退現象的中老年人，可以將劑量提升到每天160到240mg左右。四歲到十二歲以下的兒童，若有視力不佳的情形，每天約可補充40～80mg。

2-2 類胡蘿蔔素

除了花青素之外，隨著醫學發展與化學分析技術進步，類胡蘿蔔素的營養價值漸漸受到重視。類胡蘿蔔素（carotenoid）是一類有機色素，存在於植物的葉綠體或是有色體，以及一些會行光合作用的藻類當中，某些類型的細菌和真菌含有類胡蘿蔔素。胡蘿蔔素屬於四萜烯有機分子色素。動物不能自行製造類胡蘿蔔素，必須在飲食中獲得類胡蘿蔔素。

目前已知的類胡蘿蔔素超過六百種，可分為兩大類，也就是分子中含氧原子的葉黃素類，以及不含氧原子只含碳氫的胡蘿蔔素類。大家較耳熟能詳的有六種：α-胡蘿蔔素、β-胡蘿蔔素、葉黃素、玉米黃質、β-隱黃素，以及茄紅素。

類胡蘿蔔素會吸收藍光。在植物與藻類中有兩大關鍵作用：吸收光能用於光合作用、保護葉綠素不受光氧化損害。其中，β-胡蘿蔔素、α-胡蘿蔔素、γ-胡蘿蔔素、β-隱黃質可對人體產生維生素A活性（可以轉化為視黃醛）。這四種以及其他類胡蘿蔔素也具有抗氧化作用。葉黃素與玉米黃質會直接吸收有害的藍色與近紫外光線、保護眼球的黃斑部。

在飲食方面，哈佛醫學院的研究人員發現，蔬果攝取量較大者，有助於預防白內障。此項研究問卷的統計顯示，吃最多水果與蔬菜的女性罹患白內障的機率少了10％～15％。由於白內障被視為一種氧化傷害，而蔬果則富含抗氧化脂溶性維生素——類胡蘿蔔素。尤其是類胡蘿蔔素中的葉黃素、胡蘿蔔素，對於預防白內障、減輕眼睛疲勞、改善視力都極具功效。因此，平日飲食中多攝取富含來自天然食物的類胡蘿蔔素，有助於人體健康，並且能降低一些臨床疾病的死亡率。油脂是影響類胡蘿蔔素生物活性的重要因素，在烹調時可以添加油脂一起處理食材，更能幫助類胡蘿蔔素的吸收。

表 2-1 類胡蘿蔔素（carotenoid、カロチノイド）的健康效益

種類與中英日名稱	健康效益	主要食物來源
β胡蘿蔔素 β-carotene βカロチン （ベータカロチン）	保護上皮組織，對抗癌症。對眼睛有益。	胡蘿蔔、南瓜、菠菜、芒果
葉黃素 Lutein ルテイン	降低老年性黃斑部病變罹患風險。	菠菜、玉米（玉米黃質 Zeaxanthin、アキサンチン）、金盞花（Marigold flowers extract，マリーゴールド抽出物）
蝦青素 Astaxanthin（ASTA） アスタキサンチン	清除自由基，預防心血管疾病，對眼睛有益。	螃蟹、蝦子、魚卵
茄紅素 Lycopene リコピン	預防攝護腺癌、乳癌、直腸癌	番茄、紅肉西瓜、紅心芭樂

「類胡蘿蔔素」一般不具毒性。但二〇〇八年美國FDA研究發現，長期β胡蘿蔔素攝取過量會增加抽菸者得肺癌的機率，因此建議避免服用含β胡蘿蔔素的營養品。因為只有在身體需要時才會代謝成維生素A。孕婦如果想要額外攝取維生素A，建議從植物性的「類胡蘿蔔素」會比較合適。

市面上的類胡蘿蔔素產品，英文Beta Carotene，日文ベタカロテン或β-カロテン），也可以尋找標示維生素A（英文Vit A，日文ビタミンA）的產品。

以下針對主要有助於護眼的類胡蘿蔔素作更進一步的說明。

【1 胡蘿蔔素與維生素A】

胡蘿蔔素是許多種蔬果裡都含有的成分，它是一種脂溶性物質，需要靠油脂才能吸收，而吸收後會儲存於人體的肝臟或脂肪組織中，並且以三種型式出現，包括視網醇、視網醛、視網酸，其中以視網醇為維生素A的活性態。其具有安全又強大的功能，因此近年來常被許多營養學專家廣為推薦。

維生素A（英文Vit A，日文ビタミンA）一般只存在於動物體內，又以肝臟含量最多，但是植物中的β-胡蘿蔔素，在人體肝臟中也可以轉換成視網醇，因此又稱為「維生素A原」或「維生素A前驅物」。橘黃色的胡蘿蔔、甘藷、木瓜、芒果、紅番茄，綠色的茼蒿、油菜、菠菜、韭菜等，都是富含β-胡蘿蔔素的蔬果。

維生素A最讓人耳熟能詳的功能，就是它對眼睛的幫助，這是因為維生素A與視覺色素「視紫質」的生成有極大相關性。眼睛的網膜含有感光細胞，其中柱狀細胞含有「視紫」，可在光線微弱時，負責接受光的刺激，產生視覺。維生素A是視紫的成分，缺乏時，會影響視紫的再生，弱光下視覺無法快速恢復，就會造成所謂的夜盲症。如果將眼睛比喻成照相機，那麼「視紫質」就像是底片上的感光物質，因此缺乏視紫質時，便無法形成視覺影像，如果處於缺乏光線的夜晚，並且持續缺乏視紫質，更有失明的可能。

另一方面，維生素A可以協助黏膜的分泌功能，尤其是眼睛，所以缺乏維生素A時，容易會有**乾眼症**的現象。某些研究已經顯示，一般的抗氧化劑都能預防白內障的形成，β-胡蘿蔔素效果尤其卓越。實驗結果發現飲食中富含β-胡蘿蔔素的婦女罹患**白內障**的機率比β-胡蘿蔔素攝取量少的人來得低。

胡蘿蔔素的健康功效相當繁多，除了眼睛之外，皮膚、肺臟、肝臟，由內到外，幾乎都在它的管轄範圍。胡蘿蔔素具有保護眼睛及維護氣管與肺、消化道的黏膜細胞等功能，對於骨骼與牙齒的發育也有極大的幫助。除此之外，胡蘿蔔素還有抗氧化、增強免疫系統、促進組織生長的功效，同時還可以加速黏膜、口腔、消化道等細胞的新陳代謝和黏液分泌，使組織保持濕潤，避免乾燥、硬化、龜裂而造成功能失調。同時也與免疫的提升有關，嚴重缺乏維生素A時，不只眼睛或皮膚會受損，還可能因為細菌感染或營養吸收不良而喪命。所以胡蘿蔔素可稱為「細胞的OK繃」，攝取適量胡蘿蔔素，就是邁向健康的一大步！

表 2-2　胡蘿蔔素強大的保健功效

作用部位	作用原因	功效
眼睛	促進感光色素生成，增強眼睛辨色的功能。	預防夜盲症和乾眼症
呼吸道	維持及促進上皮組織生長，進而保護黏膜層。	增強免疫力、避免感染
心血管	防止動脈中的低密度脂蛋白膽固醇（壞膽固醇）氧化。	降低心血管疾病發生率
肝臟	降低酒精對肝臟的損傷，抑制肝臟發炎。	避免脂肪肝、酒精性肝炎
腸胃道	增強腸胃道的免疫力。	避免腸胃炎
細胞	保護細胞與脂質免受自由基傷害。	抗氧化、抗癌
皮膚	透過抗氧化作用，避免紫外線傷害皮膚。	避免皮膚癌
骨骼	活化造骨細胞，促進骨骼發育。	維持骨骼及牙齒的健康

更重要的是，由胡蘿蔔素轉換成的維生素A會被人體自動調節，中毒的機率比直接食用維生素A小得多，因此攝取胡蘿蔔素比攝取維生素A具有更高的安全性。富有胡蘿蔔素的食物包括胡蘿蔔、木瓜、南瓜等橘紅色蔬果和菠菜、韭菜等深綠色蔬菜。含有維生素A的食物則有魚肝油、肝臟類、胡蘿蔔、綠黃蔬菜、蛋類、牛乳、乳製品、奶油、黃色水果等。

維生素A的每日攝取量是5000 IU（國際單位，international unit）。3 mg的β-胡蘿蔔素相當於5000 IU的維生素A。雖說每天攝取的維生素A超過25000 IU（＝15 mg的β-胡蘿蔔素）時可能會中毒，但一般都相信β-胡蘿蔔素並無攝取過量之虞（即使攝取量高，也不會中毒）。

事實上，許多研究都顯示β-胡蘿蔔素的攝取量都高達50 mg，卻無任何不良後果發生。大多數的科學家同意，我們每天至少需要攝取6 mg（10000 IU）的β-胡蘿蔔素，有很多科學家則建議每天的攝取量應該高達14 mg（23333 IU）之多，而大多數美國人每天的攝取量是2 mg（3333 IU）。臺灣衛生署在「國人膳食營養素參考攝取量」（Dietary Reference Intakes，DRIs）（二〇〇二年修訂版）中的維生素A建議攝取量，如下圖表2-3。

關於維生素A的攝取量問題。如果是植物蔬果等天然的胡蘿蔔素，並不會造成維生素A中毒。維生素A攝取過多的情形最早發生在食用北極熊肝臟的探險隊員身上。中毒症狀分為急性與慢性兩種，急性中毒會導致腦壓上升、嚴重頭痛、急性肝炎；慢性中毒則會有厭食、關節痛、易骨折、肝脾腫大等症狀。過量的動物性維生素A或視網醇有毒性，成人的攝取上限量為視網醇3000μg。

早期學者將某些胡蘿蔔素直接稱為「維生素A原」，但其實人體攝取胡蘿蔔素後，並不會完全轉換為維生素A，轉換比例大概只有三分之一，其他三分之二依舊會維持在胡蘿蔔素的原型，所以這兩種物質並不能完全劃上等號。

另一個很重要的原因是人體中有一個自動平衡的機制，所以當體內的胡蘿蔔素增加後，身體會自動偵測到此種變化，然後自主性的降低維生素A的轉換率，讓體內的量維持恆定。但是，這不代表我們就可以無限制地攝取胡蘿蔔素，

表 2-3 維生素 A 的膳食營養素參考攝取量

年齡		單位　微克（μg）（μg R.E.）	
		男	女
0 月～		AI=400	
3 月～		AI=400	
6 月～		AI=400	
9 月～		AI=400	
1 歲～		400	
4 歲～		400	
7 歲～		400	
10 歲～		500	500
13 歲～		600	500
16 歲～		700	500
19 歲～		600	500
31 歲～		600	500
51 歲～		600	500
71 歲～		600	500
懷孕	第一期		+0
	第二期		+0
	第三期		+100
哺乳期			+400

*未標明 AI（足夠攝取量）值者即為 RDA（建議量）值。

*計量單位 R.E.即視網醇當量（retinol equivalent）。1μg R.E.＝ 1μg 視網醇＝ 6μg β-胡蘿蔔素＝ 12μg 其他維生素 A 前驅物的類胡蘿蔔素。

而不會有任何異樣，因為胡蘿蔔素本身就是一種黃色色素，吃多了會使身體產生色素沉積反應，一般稱為「胡蘿蔔素血症」。「胡蘿蔔素血症」的症狀通常是皮膚會呈現橘黃色，尤其以手掌和腳掌等角質層較厚的部位最為明顯。不過不需要太過緊張，因為胡蘿蔔素血症是一個可逆的反應，只要停止過量攝取，皮膚還是會回復到原來的狀態，不會對健康造成危害。

胡蘿蔔素攝取叮嚀

● 注意攝取過量問題

經由天然食物與日常飲食攝取維生素A不會發生中毒的危險。使用高劑量補充劑則有增加過量的風險，因此飲食之外的補充以不超過參考攝取量為宜。

● β-胡蘿蔔素和葉黃素一起攝取的問題

依「藥物動力學舉證報告」有人質疑β-胡蘿蔔素和葉黃素是互相競爭

的關係，也就是當同時攝取β-胡蘿蔔素和葉黃素時，大量β-胡蘿蔔素不但會導致葉黃素吸收困難，更可能造成視網膜（黃斑部）病變的惡化。其實類胡蘿蔔素與葉黃素均能提供眼睛視網膜代謝所需的黃斑色素成份，兩者並非不能同時存在，也不須同時攝取過量。這是因為葉黃素與β-胡蘿蔔素都屬於類胡蘿蔔素，兩者在腸胃道的吸收路徑十分相似，所以有可能產生相互競爭的情況。

●β-胡蘿蔔素為脂溶性，應添加油脂攝取

平時我們可以適量從蔬菜水果中攝取β-胡蘿蔔素。在有油脂的情況下更能夠被吸收，所以將含有胡蘿蔔素的鮮豔蔬果加入料理中，不只可以攝取最完整的營養，還能讓菜餚的顏色更為豐富，令人食指大動！

●抽菸吸菸者應避免額外補充β-胡蘿蔔素

根據一項抗氧化補充劑臨床實驗證實，抽菸吸菸者攝取額外的β-胡蘿蔔素補充劑可能會造成健康上的損害。美國食品及藥物管理局（FDA）認為有抽煙或會吸收二手煙者，如果長期服用β-胡蘿蔔素可能會

導致肺癌。因吸菸會降低維生素A之吸收量，吸菸者需要額外的維生素A。慢性酒精中毒也會影響人體對維生素A之輸送及使用。因此，吸菸者千萬不要選用與「含高劑量β-胡蘿蔔素」的護眼配方。

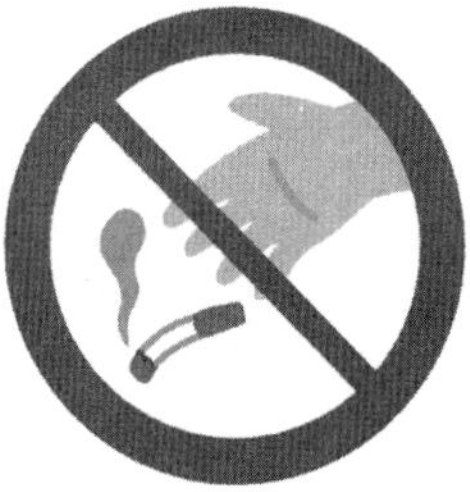

抽菸吸菸的人，不宜補充β胡蘿蔔素，反而可能造成其他健康問題。

【2 葉黃素／玉米黃質】

類胡蘿蔔素當中，大家最耳熟的護眼明星營養素應屬**葉黃素**（Lutein，日文ルテイン）**與玉米黃質**（Zeaxanthin，日文アキサンチン）莫屬。本節就這兩種

重要的營養素作簡要的介紹，進一步的護眼配方請見第三章有詳細的探討。

光線（紫外線）進入眼睛會促使自由基生成，使得水晶體、黃斑部逐漸老化。因此，紫外線被認為是白內障的主因之一。隨著年齡增長，眼睛容易出現**老年性黃斑部病變**等眼睛方面的病症。

如果將眼睛比喻為相機，視網膜就是底片。視網膜位於眼球後方，而黃斑部則位在視網膜的中央，是視神經分布最密集的位置，也就是正對瞳孔。當光線從瞳孔進入眼球後，便會集中在正對瞳孔的黃斑部，然後黃斑部將光線轉換成訊號，通知大腦看見了什麼景色或物體。黃斑部讓我們可以看得清楚東西，所以黃斑部一旦病變，視力馬上就會受到影響。

黃斑部病變的最初徵兆，是從事近距離工作時發現視力模糊不清，過馬路時無法辨識交通標誌，或是注視直線時會覺得扭曲歪斜。黃斑部退化通常只有局部視野的中央部位有障礙，但是周圍部分的影像還算清楚，因此並不會造成完全的失明。如果沒有及時治療，很可能會迅速惡化，造成單眼或是雙眼嚴重的視覺損傷。由於黃斑部的中央部位與閱讀文字、開車駕駛、辨識臉孔等細緻工作有關，因此黃斑部受損會嚴重影響生活品質。黃斑部病變所造成的損傷一輩子無法回復，只能夠事先做好預防工作。

黃斑部病變與營養素

醫學研究指出，富含類胡蘿蔔素的食物，尤其是富含葉黃素、玉米黃質，可以預防老年性黃斑部病變。有老年性黃斑部病變病史的人，視網膜的黃斑色素密度會比沒有老年性黃斑部病變病史的人來得低。醫學研究結果顯示，罹患黃斑部病變者的黃斑色素密度會比正常人的低30％。

根據研究，人體眼睛結構中的視網膜、黃斑區及晶狀體，含大量的葉黃素與玉米黃質，這也是黃斑部顏色的來源。葉黃素和王米黃質能夠「吸收藍光，抗氧化」，就像天然的太陽眼鏡或防曬油，可以抵擋太陽光中的危害，因此補充葉黃素、玉米黃質，對黃斑部病變有預防的功效。而主要的作用就是避免黃斑部受到光線的氧化傷害。這些類胡蘿蔔素會在血液、視網膜中，濃度呈現不同的結果，如下表。

葉黃素、玉米黃質的結構式與胡蘿蔔素相似，但是不像胡蘿蔔素可以在人體內轉化成維生素A。體內存在的葉黃素、玉米黃質主要由植物性食物取得，無法由人體自行合成，不過代謝產物則可以在人體的血液和乳汁中發現。

攝取葉黃素的醫學研究

根據美國國家衛生院（NIH）所作的臨床實驗發現，讓黃斑部病變患者持續服用葉黃素長達五年，可有效避免**視網膜**、**黃斑部病變**的發生，並且有助降低**白內障**。目前營養學家也建議，除了積極補充葉黃素外，還應在飲食中增加攝取含有胡蘿蔔素、鋅、維生素C等具有抗氧化作用成份的食物。

韓國的一項醫學研究發現，葉黃素可以降低眼睛缺血所造成的發炎反應。研究人員先將老鼠視網膜造成缺血狀態，再給予葉黃素補充劑，然後測量兩種

表 2-4 人體血液與視網膜的類胡蘿蔔素含量

類胡蘿蔔素	血漿中濃度 （μm / L）	視網膜含量 （pmoles）
葉黃素 （lutein）	0.29 0.19 0.28	Central 17 Medial 20 Outer 22
玉米黃質 （zeaxanthin）	0.04 0.06 0.07	Central 10 Medial 3 Outer 2
玉米黃質異構物 （meso-zeaxanthin）	微量	Central 12 Medial 19 Outer 7
β胡蘿蔔素 （β-carotene）	0.22 0.46	0

眼睛黃斑色素中的類胡蘿蔔素結構式

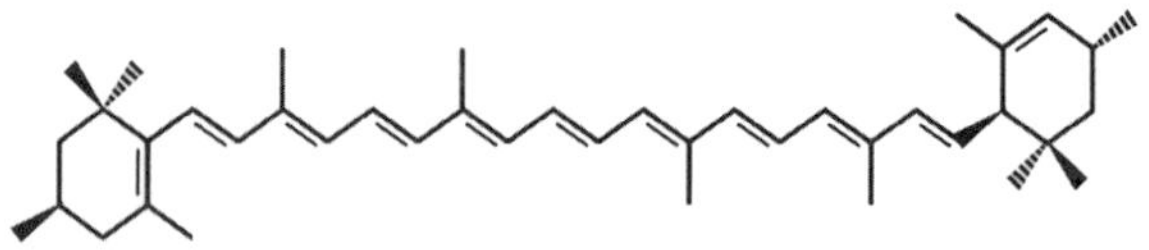

葉黃素

Lutein, 3R,3'R,6'R-β,ε-carotene-3,3'-diol

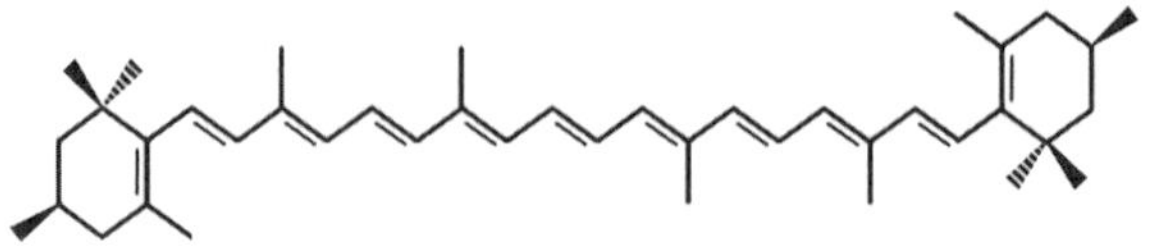

玉米黃質

Zeaxanthin, 3R,3'R-β,β-carotene-3,3'-diol

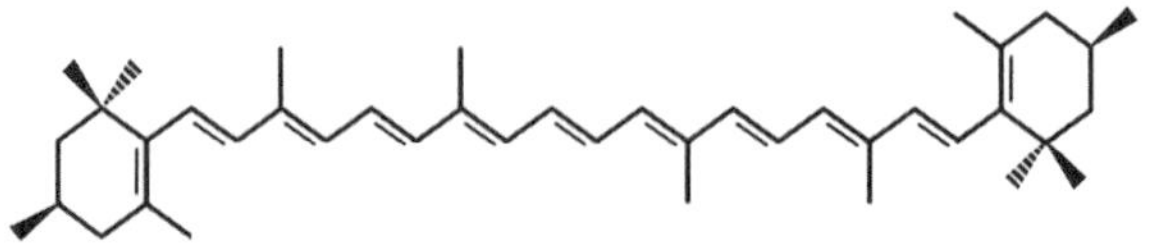

玉米黃質異構物

Meso-Zeaxanthin, 3R,3'S-β,β-carotene-3,3'-diol

發炎指標的蛋白質——COX-2 和 nNOS。由於 COX-2 和 nNOS 這兩種蛋白質的代謝物會使視網膜細胞受損，所以當這兩種蛋白質數量上升時，就代表視網膜有發炎反應。研究結果發現，未使用葉黃素的組別，眼球中發炎蛋白質含量比較高，而有使用葉黃素的組別則比較低，顯示葉黃素有抑制發炎的效果。

研究同時也顯示，葉黃素可以使視網膜神經元存活率增加86％，因而確定葉黃素具有保護視神經的功能。

從臨床實驗來看，使用葉黃素及玉米黃質補充劑，可提升黃斑部的色素密度。目前認為葉黃素、玉米黃質進入黃斑部，可能扮演以下兩個護眼角色：

1. 唯一進入眼睛黃斑部的色素，抵抗藍光。

由於從食物中攝取的抗氧化物相當多，有五、六百種，尤其人體血漿內超過十種的類胡蘿蔔素中，只有葉黃素、玉米黃質會進入到黃斑部，因此葉黃素、玉米黃質對黃斑部格外重要。

由於黃斑部的黃色為藍色的互補色，可減少藍光誘發的傷害，可以解釋此兩種類胡蘿蔔素存在的原因。眼睛視網膜中央的黃斑部，有如濾光鏡的角色與功能，當眼球受光線照射時，太陽光中的紫外光、藍色光進入眼睛會產生大量自由基，引起眼睛的退化。紫外線一般能被眼角膜及晶狀體過濾掉，但藍光卻可穿透眼球直達視網膜及黃斑，而晶狀體和黃斑的葉黃素能過濾掉藍光，避免藍光對眼睛的損害。

2. 強力抗氧化劑，捕捉有害的自由基。

陽光中的紫外線會產生自由基，因而使眼睛容易受自由基傷害；抽菸、熬夜、愛吃油炸食物等也是自由基產生的來源，都可算是造成黃斑部病變的成因，其中有九成都是**乾性黃斑部病變**（ＡＭＤ），眼睛乾澀。

葉黃素、玉米黃質在黃斑部能夠捕捉自由基，扮演抗氧化的角色，以避免視網膜受到傷害，此理論已普遍受到認同，因為類胡蘿蔔素通常被認為是一種抗氧化劑。

根據美國國家衛生研究院（NIH）所贊助的一項研究中，針對七萬多名女性及四萬多名男性，以飲食問卷來追蹤這些受試者的飲食習慣，結果顯示，受測者的水果攝取量愈高，罹患黃斑部病變的風險相對愈低。美國國家視力研究中心所支持的研究也指出，富含類胡蘿蔔素的綠葉蔬菜，可以降低黃斑部病變的罹患風險。

另一項針對三百六十五位黃斑部病變患者和五百二十位的對照組的研究發現，從飲食中攝取最高量葉黃素、玉米黃質者，與最低量攝取者相比較，可以減少43％罹患黃斑部病變的風險，而最高量攝取菠菜或甘藍菜者，更可以顯著降低86％的罹患風險。由於蔬果中含有多種的類胡蘿蔔素，因此對於降低自由基、避免罹患黃斑部病變的效果甚佳。

3. 葉黃素要長期吃，不是吃得多

現代人由於長時間使用手機、電腦等3C產品，藍光傷害眼睛的情形比從

前嚴重，因此醫師建議可注意多吃綠色蔬菜和黃色水果來補充葉黃素，但玉米黃質由於在綠色蔬菜中含量較低，這時不妨每天吃一顆蛋，因為蛋本身就含有葉黃素、玉米黃質，而且吸收率是綠色蔬菜的三到四倍，吃下的營養素更能有效吸收。

值得注意的是，如果需要額外補充葉黃素，重點不是買劑量最高的來吃，而是必須長期吃，吃正常劑量，對身體才有益。根據研究，葉黃素要服用6個月以上，才能對眼睛產生保護作用。而且，由於葉黃素屬於脂溶性，最好在早餐飯後服用，可與食物一起消化吸收。如果一天忘記服用，晚上睡前才想起來，由於消化吸收會妨礙睡眠，肝臟無法好好休息，因此不如隔天早上再吃，但不能因此多服兩倍劑量，還是服用常劑量即可。

行政院衛生署食品衛生處對於葉黃素使用於營養添加劑的規定為：「型態屬膠囊狀、錠狀且標示有每日食用限量之食品，在每日食用量中，其葉黃素之總含量不得高於30 mg」。

葉黃素／玉米黃質攝取叮嚀

●多補充天然食材

菠菜、甘藍菜、綠花椰、甜菜、萵苣、芥菜、青江菜、番薯葉、空心菜、秋葵、胡蘿蔔、甜番薯、南瓜、木瓜、芒果、彩椒、玉米、枸杞等。

其中，彩椒營養價值高、富含維生素C、維生素A可有效中和傷害細胞的自由基。維生素C和β-胡蘿蔔素結合後會形成保護網，對抗白內障。義大利研究者比較醫院的白內障患者，多吃彩椒等富含維生素C和β-胡蘿蔔素蔬果的患者，可降低白內障手術的風險。而且，紅色彩椒富含葉黃素、玉米黃質更能防止老人家導致失明的斑點退化。

●葉黃素及玉米黃質原本是脂溶性，攝取應配合飲食

葉黃素及玉米黃質皆屬於脂溶性物質，也就是在有油脂的情況下，吸收效果會最好，所以無論烹煮或打成汁，都要和油一起食用，幫助吸收，因此建議進餐時或飯後使用，吸收率會比單吃高。如果平常有攝取維生

素E或魚油，可一起服用。

●應搭配抗氧化劑

葉黃素／玉米黃質雖然已是很強的抗氧化劑，但是卻極易被氧化，所以「葉黃素／玉米黃質」配方最好搭配高抗氧化食品一起攝取，如藍莓。

●注意產品標示

含有葉黃素與玉米黃質產品的搭配最佳比例為5：1。每日建議攝取劑量約6～10 mg，建議不超過30 mg。在挑選葉黃素產品時，請先看清楚葉黃素的濃度（%）與含量，而並非只看「添加量」。必須「算」清楚。

- 例1：產品標示 FloraGlo Lutein 10%有100 mg，100×10%=10 mg，葉黃素真正的含量只有10 mg。
- 例2：產品標示每粒含「LUTEIN 5%30 mg」，其中所含葉黃素的量只有30×5%=1.5 mg。

●AREDS2 配方

AREDS是 Age Related Eye Disease Study（年齡相關眼睛疾病研究）的

縮寫，是美國國家衛生研究院NIH下面的國家眼科研究所NEI所主持的大型科學研究，歷時二十多年，探討服用特定營養補充劑以後，對於退化性眼睛問題的影響。

AREDS2是升級配方，用葉黃素+玉米黃質+Omega-3（DHA+EPA），取代原本配方中的β胡蘿蔔素，因為吸菸者不能攝取β胡蘿蔔素。（詳見第三章說明）

【3 蝦青素】

蝦青素，又名**蝦紅素**，英文Astaxanthin（ASTA），日文アスタキサンチン，為一種「類胡蘿蔔素」，結構與葉黃素、玉米黃質相似，所以一樣具有類胡蘿蔔素的生理功能。不過其特別在於分子結構的對稱苯酮環上，各有一個氫氧基及酮基，可以被酯化或具有更強的抗氧化功能，而且比任何類胡蘿蔔素具有更強的極性與親水性。

簡單來說，蝦青素就是一種強效抗氧化劑，清除自由基的能力約為β胡蘿蔔素的十倍、葉黃素的兩百倍、維生素E的五百倍，近年來被賦予「抗氧化之王」的美名。

研究發現蝦青素同時具有可在脂溶性和水溶性環境下生存的生理活性，能通過血腦障壁（Blood Brain Barrier, BBB）幫助腦部和中樞神經系統抗氧化。具備抵抗與清除對人體有害的自由基能力，主要可以預防心血管疾病、免疫系統缺陷和神經系統的退化。

既然蝦青素的抗氧化力如此高，是葉黃素的好幾倍，所以吃蝦紅素是否比葉黃素護眼更有效？

蝦青素、葉黃素與玉米黃質，都屬於類胡蘿蔔素。黃斑部眼睛裡面視神經最密集的區域，也是氧化作用發生最強的位置，為了抵抗光線傷害，需要抗氧化力的營養素。

科學家已經證實，眼睛的黃斑部呈黃色，就是因為黃斑部含有葉黃素與玉米黃質兩種物質所造成，而不是含有蝦青素。也就是說，我們的眼睛生理構造，黃斑部原本就含有葉黃素與玉米黃質，而不是含有蝦青素。因為如果黃斑部需要蝦青素，飲食中吸收的蝦青素自然會跑到眼睛裡，這樣黃斑部應該要變成紅色才對。

因此對眼睛能否吸收，並不是抗氧化比賽第一名得勝。類胡蘿蔔素具有抗氧化力的物質很多，甚至還有角黃素（Adonixanthin）、金盞花紅素（Adonirubin）的氧化力比蝦青素更強，氧化力是蝦青素的二至三倍。但是角黃素進入眼睛，反而會造成黃斑部的傷害。

現代人長期使用手機平板等產品，眼睛肌肉如睫狀肌會產生疲倦。睫狀肌是控制水晶體，調整眼睛對焦的肌肉。如果常看手機平板，由於距離很近，睫狀肌常常處在緊繃狀態，造成乾澀、眼睛痠痛、紅腫等問題。

經研究發現，蝦青素可進入眼睛，有助保護黃斑部，還可促進眼睛血液循環，紓解睫狀肌的緊繃狀態。但蝦青素由於活性較強，無法穩定存在於黃斑部，比較適合用於輔助葉黃素的營養素。

一項研究（Hussein et al., 2006）指出，蝦青素有助於「暗房顯像工作者」（從事照像底片暗房等工作的人）提升眼睛對光線的調適幅度。另有研究顯示，蝦青素能改善微血管的循環、改善眼球睫狀肌對焦的調節力、改善眼睛的疲勞感與痠澀感。人體臨床研究顯示，每日服用6 mg的蝦青素，持續一個月，眼睛疲勞感在視覺模擬評分（VAS）量表有顯著改善。而在客觀性眼睛調節幅度實驗中顯示，每日服用蝦青素6 mg，對於眼睛調節作用有幫助。目前國內外的學術研究，預期蝦青素具有能改善眼睛疲勞、改善眼睛調節力、改善視網膜微血管血流量，以及抗發炎等特色。

蝦青素主要來自於蝦蟹的外殼，牡蠣和鮭魚、鮑魚、金槍魚、沙丁魚等，此外，在部分藻類（如海藻類的海帶、裙帶菜、紫菜、石花菜等；淡水藻類中

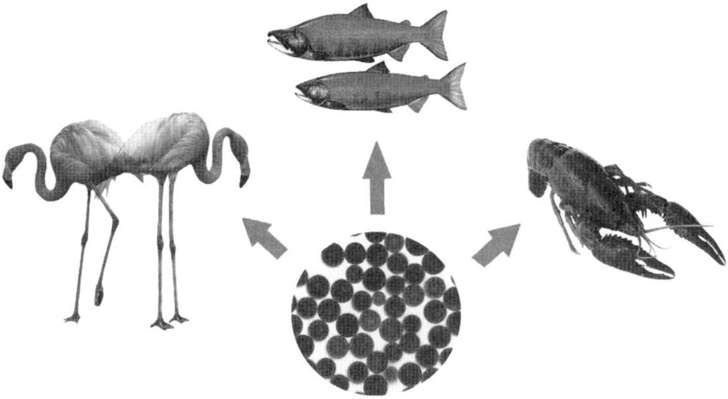

紅鶴、鮭魚、龍蝦身上的顏色，都是源自水中富含蝦青素的紅球藻。

營養素的抗氧化力比較

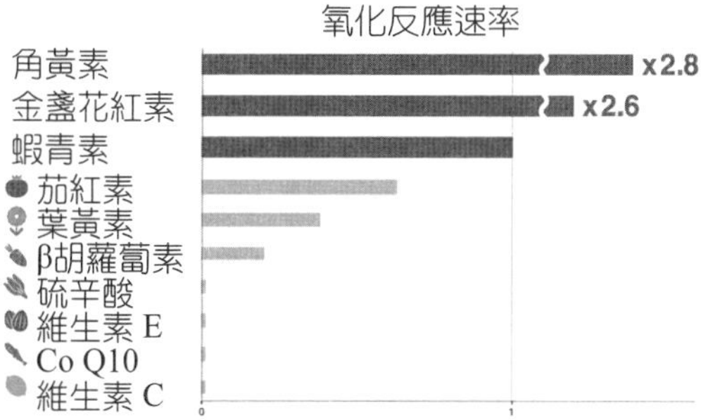

以蝦青素抗氧化設為 1，比較其他營養素的抗氧化力。

的雨生紅球藻、黑木耳、髮菜等）等食物中也能攝取到蝦青素，但有海鮮等食物過敏的人，請注意是否有過敏症狀。

蝦青素攝取叮嚀

- 蝦青素如同葉黃素、β胡蘿蔔素一樣，建議飯後服用，吸收度較高，尤其是配合含油脂的食物併服，可增加其吸收率。目前建議劑量約為每日6～8 mg，服用時注意不要和葉黃素一起吃，因兩種成份會互相競爭，造成浪費。
- 蝦青素屬於天然色素類，服用後糞便的顏色可能變成紅色，此為正常的現象，可繼續安心使用。吃太多可能會使皮膚顏色變深，不要超過正常劑量。
- 並不是所有人都適合吃蝦青素。蝦青素會降低血糖及血壓，因此如果有在服用降血糖血壓藥物，或有心血管問題的人，甚至糖尿病、懷孕的婦女等，可能要避免攝取蝦青素，因此身體較差或容易生病的人，請教醫師以後再服用。同時在服用過程中需禁煙、禁止熬夜與酗酒等不良習慣，因為會抵消其抗氧化的作用。

●蝦青素會降低血鈣，造成鈣質流失，阻止飲食中的鈣被人體吸收，還會和許多藥物產生交互作用，因此服用前務必諮詢合格醫師和藥師。

2-3 魚油

眼睛受光，是造成眼睛老化受損的主要原因，因此需要抗光抗老化的保護，可以說是「眼睛的防曬」。飲食中可以多補充含有「魚油與葉黃素」的天然來源，除此之外，也可以額外吃營養補充品。

常聽聞「吃魚對眼睛好」，魚油已經成為常見的營養補充品，魚油對人體許多器官組織都有幫助，功效包括：保護心臟、保護眼睛、強健大腦等，不過魚油對眼睛好的成份是什麼？市面上各種魚油，究竟該怎麼選擇？魚油的標示又該怎麼看？

首先，魚油和魚肝油是不同的營養補充品。魚油是從青背魚取出的油脂，含有豐富的 Omega3 多元不飽和脂肪酸；魚肝油則是取自魚肝臟的物質，主要富含脂溶性的維生素A與維生素D。

一般攝取Omega3脂肪酸，一週可吃兩三次鯖魚、鮭魚、鮪魚、秋刀魚、沙丁魚等多脂魚，像是美國心臟協會便建議人們每週攝取深海魚兩次，每次100公克。素食者則可吃富含α次亞麻油酸（ALA）的亞麻籽油、核桃等，人體內可轉換成DHA和EPA，不過，由於轉換率只有5～15％，若不足可考慮服用營養補充品。另外豆類、深綠色蔬菜、海帶也含有Omega-3。

DHA和EPA

魚油中的Omega-3脂肪酸，可分為DHA與EPA，DHA有助於維持視力和大腦正常運作、穩固記憶力，也被視為早期發育中必須的營養物質；EPA則是能改善三酸甘油脂、防止血管及動脈硬化。

DHA即二十二碳六烯酸（Docosahexaenoic acid），多存在大腦、視網膜、神經元細胞中。醫師會建議懷孕婦女要多補充DHA，就是幫助胎兒的腦部與視覺發育。

ＥＰＡ即二十碳五烯酸（Docosahexaenoic acid），對心血管與免疫系統特別有幫助，可以抑制身體的發炎反應，促進血液循環，降低心血管疾病的發生機率。

眼睛的視網膜感光細胞膜中，有超過一半的成份是ＤＨＡ。補充ＤＨＡ，可強化視網膜上感光細胞對光的反應，維持正常的視力功能。

Omega-3不飽和脂肪酸中包含植物性的亞麻仁油ＡＬＡ，與動物性的ＤＨＡ與ＥＰＡ，對人體益處很多。現代醫學發現攝取足夠的Omega-3脂肪酸之ＤＨＡ與ＥＰＡ，能降低老年性黃斑部病變的發生率、降低減少發生乾眼症的機會、促進前房液排出並降低眼壓、保護視網膜神經節細胞。

不過，ＡＬＡ與ＥＰＡ都不能進入黃斑部，只有ＤＨＡ能通過血視網膜屏障ＢＲＢ（Blood Retina Barrier）進入眼睛。所以主要應考量的是ＤＨＡ含量。

食物中的DHA、EPA與攝取量

根據美國心臟學會標準，建議每天食用 Omega-3 脂肪酸（DHA和EPA）的劑量如下：

1. 一般人：每週應食用兩次魚，每天約攝取300～500 mg的DHA及EPA。
2. 心血管疾病患者：每天攝取1 g的DHA及EPA。
3. 血脂過高：每天攝取2～4 g的DHA及EPA。

換算成每天應食用幾顆魚油，可參考以下公式：

$$\frac{\text{DHA及EPA的建議量}}{\text{每顆魚油的克數} \times \text{所含的DHA及EPA比例}}$$

例如：一般人每天要攝取500 mg的DHA和EPA，就應吃下三顆500 mg含33

每 100 公克的食物所含有的 DHA 和 EPA

動物性

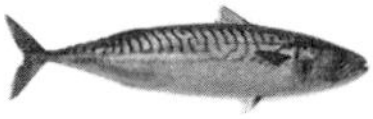

鯖魚 DHA 0.59g
EPA 0.43g

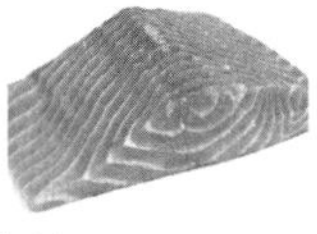

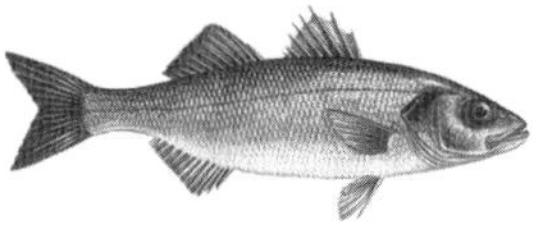

海鱸 DHA 0.47g
EPA 0.18g

鮭魚 DHA 1.24g
EPA 0.59g

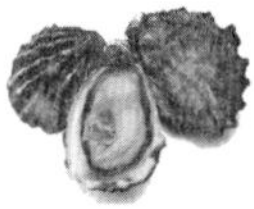

牡蠣 DHA 0.23g
EPA 0.30g
ALA 0.14g

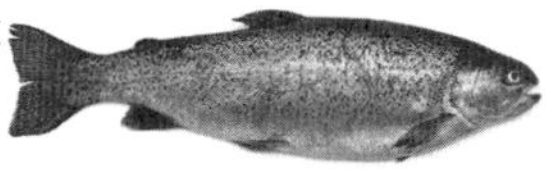

虹鱒 DHA 0.44g
EPA 0.4 g

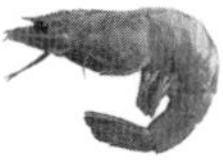

蝦子 DHA 0.12g
EPA 0.12 g

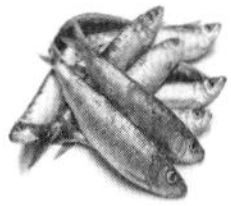

沙丁魚 DHA 0.74g
EPA 0.45g

植物性

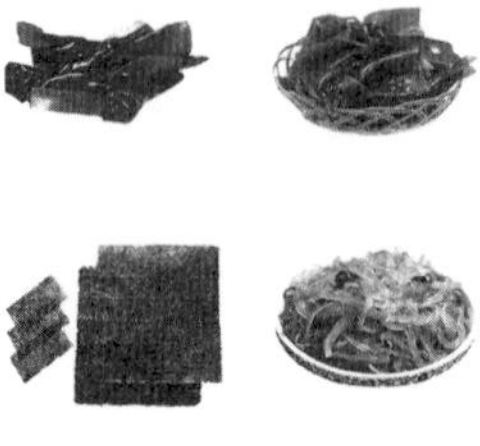

海帶海苔
海藻
含量因種
類而異

馬齒莧（豬母乳）
馬齒莧是 Omega3 含量最高的野菜。
新鮮的每克含 3.5 毫克（mg）Omega-3。

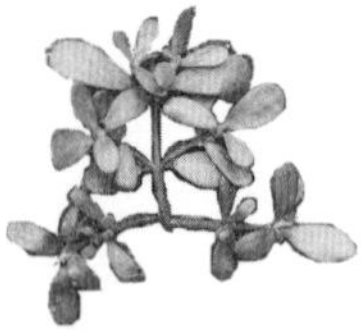

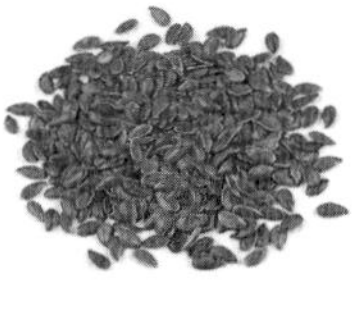

亞麻仁
約含 18% ALA 和 LA，亞麻仁榨油就是亞麻仁油，Omega-3 可高達 57%

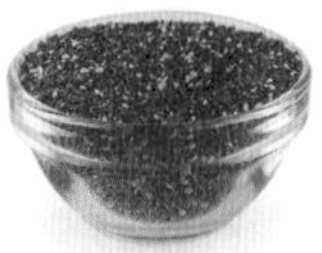

奇亞籽
每 30 克奇亞籽含 ALA 5.35g，人體可轉換為 DHA 和 EPA

%DHA和EPA的魚油。

要注意的是，DHA是脂肪的一種，所以在烹調時要注意方法，燒烤會使脂肪大量減少，蒸煮的方式耗損較少。

魚油攝取叮嚀

- 魚油是脂溶性食物，應加油攝取，效果較佳。
- 慢性病患者不用擔心魚油干擾藥物效果，因魚油和藥物代謝作用不同，影響不大。
- 選購魚油時，應注意 Omega-3 脂肪酸所占比例愈高越好：市售魚油含量30～60％不等，比例愈高能攝取到的EPA及DHA當然更高。而且，DHA及EPA的比例應接近3：1，兩歲以下孩童應體內代謝機制尚未成熟，建議比例應接近6：1。
- Omega-3 脂肪酸容易氧化，不新鮮魚油吃了反而會產生有害人體的自由基。即使添加抗氧化劑維生素E，仍會氧化。最好選擇隔氣、隔光包裝的魚油，開封後即應放入冰箱保存。且製造日期越新鮮越好。確認是否通過無重金屬汙染檢驗。

2-4 牛磺酸

牛磺酸（Taurine）是一種帶有氨基的磺酸（非胺基酸），是身體所需營養成分之一。細胞中的牛磺酸會因為隨時被消耗，而使人體感到疲倦。因此補充牛磺酸可解除疲勞狀態，因而被當成提神飲料中的重要成分。亦被指為對嬰兒腦部及眼部發展有良好影響，而經常被添加至嬰兒奶粉成份。

牛磺酸大量存在於眼睛視網膜中，研究顯示缺乏牛磺酸會導致視力惡化及視網膜病變，如果能夠從飲食中補充牛磺酸，症狀即可有顯著改善。主要因為牛磺酸可增強、保護視網膜中可以感受光的視錐細胞以及視桿細胞，達到預防**黃斑部病變**的功效。

亦有研究指出，如果缺乏牛磺酸，同時又缺乏鋅時，會導致視覺能力每況愈下。牛磺酸對於眼睛的功效方面有：

1. 強化角膜的自我修復能力。眼睛的角膜有自我修復能力。日常補充牛磺酸可以增進眼睛角膜的自我修復能力，預防眼部相關疾病。

2. 維持視網膜功能正常。牛磺酸占視網膜中游離胺基酸總量的50％。嬰幼兒如果缺乏牛磺酸，會讓視網膜功能發生紊亂情形。

3. 牛磺酸具有調節水晶體滲透壓和抗氧化等重要作用，在**白內障**發生過程中，如果水晶狀體中的山梨酸含量增加、水晶體滲透壓增加，作為調節滲透壓的重要物質——牛磺酸濃度就會明顯降低，減弱抗氧化作用，造成水晶體中的蛋白質會過度氧化，進而引起或加重**白內障**病情。這時補充牛磺酸可抑制**白內障**病情的發展。

牛磺酸在維持腦部運作及發展方面扮演著重要的角色。能加速神經元的增生以及延長的作用。同時亦有利於細胞在腦內移動及增長神經軸突。能幫助電解質如鉀、鈉、鈣及鎂等礦物質進出細胞，加強腦部機能。由於牛磺酸有抑制神經的作用，所以它亦有抗痙攣及減少焦慮的特點。具有保護腦部的作用。

牛磺酸是由甲硫氨酸和胱胺酸組合而成，如果有足夠的維生素B_2，身體便會利用胱胺酸及甲硫氨酸來製造牛磺酸。人體內可自行生成牛磺酸，且大部分的內臟器官及組織內，或多或少都存有牛磺酸，其中存在於心臟及腦、骨骼肌等較多。除了市售提神飲料成分中往往會添加牛磺酸外，牛磺酸大多存在於動物性食物中，如：豬、牛、羊、魚、貝類，其中以海鮮類含量最多。食物中的海扇、牡蠣、烏賊、章魚、柴魚等魚貝類內，含有豐富的牛磺酸。另外，秋刀魚也富含許多牛磺酸。

一般來說，正常健康人不會缺乏牛磺酸。但是如果長時間進行工作、學習、運動等腦力、體力勞動，人體內的牛磺酸會不斷地消耗，直至體內由食物產生的牛磺酸無法滿足所需時，就會出現疲勞、頭暈、精神不振、記憶力下降等不良的症狀，進而影響到人體健康。

牛磺酸攝取叮嚀

● 慢性病患者必須遵照醫生建議，留意牛磺酸的服用劑量。目前未有確切建議攝取量或限制量。人體會自行少量製造，約占體重的0．1％。平均每日可攝取約58 mg（範圍介於9 mg到372 mg）。

2-5 中藥類

根據媒體雜誌的報導，經過諸多研究與分析後發現，一些中藥材對於改善眼部疾病的確具有療效。

【枸杞】

枸杞具有補肝腎，明目的作用，主治「頭暈目眩，視力減退」，於對改善**老花眼**、**白內障**、**乾眼症**等問題有幫助。枸杞富含多量的枸杞多醣體、甜菜鹼、胡蘿蔔素（玉米黃質）、維生素A、B_1、B_2、C、D、E，以及鈣、磷、鐵、錳、胺基酸與亞麻油酸等營養成分，其中胡蘿蔔素的含量顯著高於蔬菜水果。

本身也具有造血功能。枸杞多醣體，可治療發炎、保護肝臟、降血糖與膽固醇、增強免疫能力等。研究發現多吃枸杞可對抗因氧化壓力所形成的**光照性角膜炎**、**白內障**與部分**視網膜病變**，以及因紫外線或智慧型手機藍光所造成的**白內障**。

【黃耆】

黃耆內含有黃酮類、毛蕊異黃酮苷，還含黃耆皂苷I、V、III等，尤其是黃耆皂苷V的效果最大。另外，還含有蔗糖、葡萄糖醛酸、葉酸、黃烷化合物及含有硒、矽、鋅、鈷、銅、鉬等多種微量元素。可有效保護視神經，改善**隅角開放型青光眼**、**長期視神經萎縮問題**。實驗發現，有三成的視神經患者可以恢復，作用機轉是藉由黃耆特強的抗氧化壓力機制、清除自由基，避免**近視**度數持續增加。

【決明子】

決明子中的決明素（OBTUSIN）有潤便通腸、明目、降三高（高血壓、高血糖、高血脂）的效果。可清泄肝火，又兼益腎陰。肝開竅于目，瞳子屬腎，被視為明目聖品，也有益於緩解**閉鎖性青光眼**的症狀。

2-6 其他護眼營養素或食品

【1 鋅】

視網膜中含有高量的鋅，因此，「鋅」被認為應該可以延緩**老年性黃斑部病變**的進展和避免視力喪失。許多研究證實，某些老年人血液中的鋅過低，主要是飲食缺乏或吸收不良所致。鋅對於黃斑部的健康維護非常重要，所以部分研究會使用鋅和抗氧化劑來預防或減緩黃斑部病變的發展。

荷蘭的一項飲食調查研究發現，經常攝取四種抗氧化物質——胡蘿蔔素、維生素C、維生素E、鋅的人，黃斑部病變的罹患率較低。這項研究是針對居住在荷蘭四千一百位五十五歲以上的健康老年人，結果發現，飲食中這四種抗氧化物的攝取量比一般平均高的人，黃斑部病變的罹患風險降低35％。

【2 酵母硒】

硒具有抗氧化功效，可以清除自由基，市面上許多保健食品都有添加硒這項成份。上述護眼營養素都容易隨時間而氧化。氧化自由基又是最容易造成眼睛部位病變的主因。因此添加一些具有抗氧化效果的成份，對於攝取營養保健食品是有益處的。

經由動物實驗發現，缺乏硒會造成微血管脆弱，也容易引起肌肉無力、心臟受損。每日建議補充50～250μg。

【3 黑巧克力】

根據《美國醫學會期刊：眼科（JAMA Ophthalmology）》，美國德州聖道大學團隊進行了一項實驗，他們將三十名平均二十六歲的健康成人隨機分成兩組，一組吃1.5oz（約45 g）72％的黑巧克力，一組吃牛奶巧克力，大約兩小時後用字母表做視力測驗，結果發現吃黑巧克力比吃牛奶巧克力的人看得更清楚，眼睛對明暗對比的敏感度也增加。研究團隊提出假設，可能因為黑巧克力裡含有類黃酮，這類抗氧化物質能夠促進血液流動，讓視網膜、視神經或大腦掌管視覺的腦區獲得更充足的血液，所以視力測驗結果變好。但目前還未驗證能夠維持多久的時間。然而，糖尿患者可能要注意糖類攝取問題。

第 3 章

護眼營養保健食品選購攻略

平時我們可以藉由食物或是保健食品，補充眼睛所需的營養、舒緩眼部不適症狀，避免眼睛相關問題陷入無可挽救的境地。

選擇適合自己狀況的護眼營養素後，每天固定時間、定量服用，可望達到最佳效果。但是為了方便起見，通常我們會選擇直接補充「營養保健補充品」。只是市面上商品眾多、琳瑯滿目，常讓人在貨架前，甚至是網路購物車前猶豫不決。

無論何種營養素都應該要「適量」攝取才可達到維持健康的目的。部分營養素如果攝取過度，還可能會有中毒的風險。因此專家學者與政府單位紛紛提出各種營養素的最高攝取劑量供民眾參考。

本章將探討該如何選擇適合改善眼睛相關症狀的市售產品與注意事項。

表 3-1 護眼相關營養素功效與建議攝取量

營養素	食物	作用	建議攝取量	與眼睛相關功效	其他健康功效
花青素	藍莓	抗氧化	建議每天攝取 50 至 300mg 的花青素	預防青光眼、白內障	預防代謝症候群、糖尿病、花粉症
	山桑子	抗氧化			
	黑醋栗＋VitB12	調節進入眼睛光線，舒緩眼睛疲勞		消除假性近視	
葉黃素 玉米黃質	深綠色蔬菜，如菠菜、地瓜葉和南瓜	有吸收藍光以及抗氧化的能力	建議每天攝取 6～10mg 葉黃素，不得超過 30mg。 葉黃素：玉米黃質，建議最佳比例為 5：1	預防白內障、視網膜剝離、黃斑部病變	抗氧化
β-胡蘿蔔素 維生素A	紅蘿蔔、南瓜、鳳梨、木瓜、玉米、甘藷等紅黃色蔬果等	有吸收藍光以及抗氧化的能力	建議每天攝取 6～14mg	預防夜盲症、乾眼症	對於許多器官皆有保護力。可抗氧化、增強免疫系統的功效、促進組織生長
蝦青素（又稱蝦紅素）	鮭魚、鯛魚、蝦、螃蟹、鮭魚卵	抗氧化效果，是維生素E的 550～1 千倍，能夠徹底清除自由基	建議每天攝取 6～8 mg	提升對焦功能、預防白內障和其他眼睛老化問題	抗氧化、抗發炎、降血糖及血壓

表 3-1　護眼相關營養素功效與建議攝取量（續）

營養素	食物	作用	建議攝取量	與眼睛相關功效	其他健康功效
DHA	青背魚，像是鯖魚、秋刀魚和鮪魚	視網膜、腦神經等身體組織的構造成分之一，也是神經系統修復的重要成分	建議每天攝取 1000 mg 的 Omega-3	能減少眼睛表面發炎，刺激淚腺分泌、維持淚液中油脂層的穩定性，改善乾眼症	減少壞膽固醇、活化腦部、預防老年癡呆
牛磺酸	魚貝類，章魚、花枝、牡蠣、海瓜子等，及魚肉上暗紅色血筋	含硫胺基酸，被視為條件性必須胺基酸，大量存在於眼睛視網膜中，缺乏會導致視力惡化及視網膜病變	目前未有確切建議攝取量或限制量。人體會自行少量製造，約占體重的 0．1%。 平均每日可攝取約 58 mg（範圍介於9mg到372mg）	減緩白內障病程，預防視網膜病變及其他與老化相關眼睛問題，如老年性黃斑部病變	有助於嬰兒腦部和眼睛發育、提升肝臟功能、穩定血壓、排出壞膽固醇

3-1 葉黃素從飲食中攝取最好嗎？

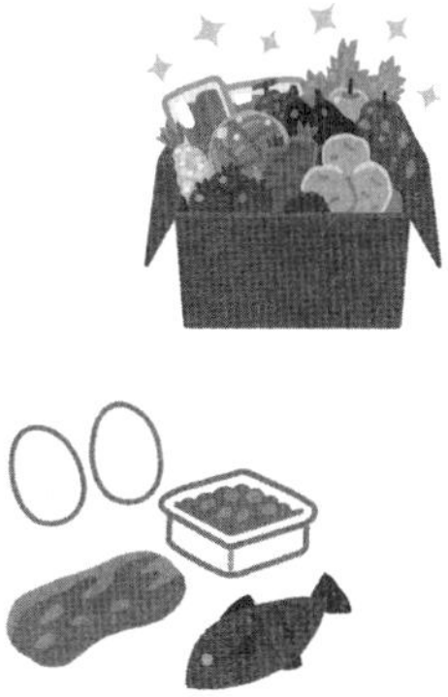

經過各種研究，我們可以知道哪些天然食物中含有高量的葉黃素，如同右表3-1。雖然許多蔬果的葉黃素含量都很高，但是經過烹煮，葉黃素會明顯減少。生吃必須注意寄生蟲、大腸桿菌等衛生問題。若需烹煮熟食，經過研究以水煮1分鐘損失的葉黃素最低，其次是油炒，因此考慮生食的衛生問題，不妨採取沸水川燙的烹煮方式。

由於葉黃素屬於脂溶性物質，想要提高吸收率，也可水煮後加油涼拌或加油打成汁來食用。深綠色蔬菜中，含量最高最常見的就是地瓜葉，生的地瓜葉中每公克竟有高達0.8mg葉黃素，僅次於用來萃取葉黃素的金盞花，非常驚人，加上地瓜葉容易購買，價錢低廉，是良好的葉黃素攝取來源。（地瓜葉的葉黃素研究資料來源：Lutein Content in Sweetpotato Leaves, HORT SCIENCE 41 (5): 1269-1271. 2006.）

哈佛大學曾做過一項研究，顯示每天攝取6毫克葉黃素可降低43％的黃斑退化風險。美國食品藥物管理署（FDA）建議，每天從食物中攝取葉黃素6毫克就足夠，可降低罹患老化性黃斑退化症的風險。

因此以地瓜葉來說，暫時不考慮烹煮會損失的營養素，100公克地瓜葉即含有80 mg葉黃素。但是從食物中攝取葉黃素，除了含量多寡，還要考慮吃下去有多少葉黃素能被吸收利用，也就是生物可利用率。從這個角度考慮，吃下100公克地瓜葉，可能只吸收五成左右的葉黃素。

也就是說，以含有高量葉黃素的地瓜葉、菠菜來說，除了考慮烹煮會損失的比率，以及生物攝取率，一天要攝取足夠6 mg的葉黃素，應該吃的份量，地瓜葉約要吃15～20公克的兩倍，也就是30～40公克，菠菜需50公克的兩倍，也就是100公克。

而動物性食物吸收率比植物性要高，生物可利用率是綠色蔬菜的三到四倍。有個研究以10位男性服用葉黃素強化雞蛋、葉黃素補充品與菠菜的生物利用率，結果發現雞蛋的生物利用率最好。因此雞蛋也可以算是葉黃素的良好食物來源。

蛋黃富含的葉黃素和玉米黃質更能被人體消化吸收，有效利用，生物利用率是綠色蔬菜的三到四倍。因此，蛋黃是獲取護眼營養素的重要食物來源。此外，蛋黃還含有其他眼部需要的營養素，例如豐富的鋅，若缺乏鋅則會影響維生素A作用，而引起視網膜視紫質合成障礙，暗適應力減弱，影響視力。鋅也具有抗氧化能力，能消除自由基，保護視網膜及預防黃斑部退化。

雖然吃蛋可以提供人體許多的營養素，再加上美國最新公布二〇一五～二〇二〇年最新健康飲食指南中取消了攝取膽固醇上限，仍建議一般健康成人每日不吃超過1顆蛋，凡事遵守不過量為原則，而患有肝臟、腎臟疾病的患者則需特別注意攝取量，以免加重肝、腎負擔。

明白了食物中含有的葉黃素多少，以及葉黃素的劑量問題，接下來攝取重點在於每天都要達到建議攝取量，比不定時高量攝取更為重要。也就是說，每天飲食中換算葉黃素攝取量6 mg必須持之以恆，而不要一天沒攝取，一天突然攝取過量，必須每天都攝取定量，在3至4個月後才能達到血中濃度的平衡，有效保護眼睛。

表 3-2 食物中所含有的葉黃素與玉米黃質

食物	葉黃素與玉米黃質（每 100 克 g 食物中所含微克μg）（1 微克等於一百萬分之一克）	達成 6mg 應攝取的份量（克）不考慮生物轉換率（1 毫克 mg 等於 1000 微克μg）
金盞花（花瓣，用作營養補充品萃取物主要來源，比較用）	80,000	——
地瓜葉（生吃）	38,000-58,000	15.7-10.3
羽衣甘藍（生吃）	39,550	15.1
羽衣甘藍（煮熟）	18,246	32.9
蒲公英葉（生吃泡茶）	13,610	44.1
蕪菁葉、大頭菜葉（葉生吃，醃菜即為雪裡紅）	12,825	46.9
菠菜（生吃）	12,198	49.1
菠菜（煮熟）	11,308	54
牛皮菜、茄茉菜（生或熟）	11,000	54
蕪菁葉、大頭菜葉（葉煮熟）	8440	72
芥藍菜（葉煮熟）	7694	85
西洋菜（生吃）	5767	104
豌豆（生吃）	2593	238
蘿蔓、蘿美生菜	2312	258

表 3-2　食物中所含有的葉黃素與玉米黃質（續）

食物	葉黃素與玉米黃質（每 100 克 g 食物中所含微克μg）（1 微克等於一百萬分之一克）	達成 6mg 應攝取的份量（克）不考慮生物轉換率（1 毫克 mg 等於 1000 微克μg）
櫛瓜	2125	283
球芽甘藍	1590	378
開心果	1205	495
青花菜、綠花椰	1121	536
紅蘿蔔（煮熟）	687	873
玉米	642	934
整顆雞蛋（煮熟）	353	雞蛋一顆約 60g，含葉黃素 213ug
酪梨（生吃）	271	2214
紅蘿蔔（生吃）	256	2343
奇異果	122	4918

*本表部份取自 wiki。

3-2 葉黃素營養品選購面面觀

市面上的葉黃素營養補充品，有化學合成的葉黃素，以及標榜天然主要是由金盞花（marigold，學名 Tagetes erecta）花瓣所萃取，兩者售價差異很大。昂貴的金盞花萃取物原本是脂溶性，因此服用時最好和油脂類一起，腸胃才容易吸收，因此早期的葉黃素補充品會建議在飯後服用。如果平常已有服用維生素E或魚油的習慣，可和葉黃素一起服用。但是脂溶性的營養素攝取過量時，會增加肝臟負擔，所以物必要遵守建議劑量，不可多服。

市面上的葉黃素營養補充品，分成酯化型（lutein esters）和游離型（lutein esters）兩種型態，脂溶性金盞花萃取物直接製成的葉黃素營養補充品，就是酯化型葉黃素。游離型葉黃素經水解技術去除脂肪酸，分子大小約為酯化型的一半，可直接在人體小腸吸收。一般而言酯化型葉黃素價格較低，游離型葉黃素價格較高。

酯化型葉黃素與游離型葉黃素，哪一種比較容易吸收呢？雖然游離型葉黃素標榜經分解分子較小，但人體正常消化作用對於酯化型葉黃素的吸收也不是問題，因此藥師對於這兩種誰的吸收狀況較好並沒有明顯的差距，不妨自行實際嘗試比較，因為每個人的身體狀況不同，只是注意不要過量，在建議劑量內服用。

以下將市面上主要葉黃素，不同公司生產的不同專利，介紹如下：

【1 酯化型葉黃素】

1. Xangold®。世界第一大化學品製造廠——德國ＢＡＳＦ（巴斯夫）集團Cognis公司原廠專利Xangold®，是市面上第一個獲得美國FDA GRAS（Gen-

erally Recognized as Safe）安全性認證的葉黃素。國際研究期刊證實，Xangold®葉黃素酯較游離葉黃素具有較佳的穩定性、耐酸性、耐熱性及生物利用率。

2. OptiLut®。美國製造廠 NutriScience 專利，標榜在原料製造過程沒有使用 Class II 有機溶劑，品質標準美國 FDA GRAS 安全性認證，通過歐盟食品安全局（EFSA）的認可，以及獲得 FAO / WHO 聯合國食品專家委員會，USP 美國藥典等多項殊榮證明。

3. Lutemax®。有酯化型和游離型兩種。美國 OmniActive 公司專利研發的葉黃素，OmniActive 公司是金盞花葉黃素之製造廠，原料產品來自母公司印度 KANCOR 公司，屬於法國 V. MANE FILS 集團。獲得美國 FDA GRAS 安全性認證。

【2 游離型葉黃素】

1. FloraGLO®。荷蘭帝斯曼DSM化學集團旗下、美國Kemin Industries公司的專利，從原料金盞花種植生產（產地印度）開始，得到聯合國良好農業規範GAP（Good Agricultural Practice，相當於台灣的吉園圃安全蔬果標章，強調用藥安全並具可追溯性），經萃取後運送到美國愛荷華州，製作成游離型葉黃素稱為FloraGLO。通過cGMPs等品質認證，經過全世界最大最多的80個醫學臨床試驗，已有20多年歷史，獲得美國FDA GRAS安全性認證，也是美國國家衛生研究院眼科研究所AREDS2（見3-3）大規模醫學實驗所使用的葉黃素成份，最受美國醫師信賴。分為粉末狀與膠囊狀兩種劑型。粉末狀使用瑞士DSM原廠專利Actilease超微粒釋放技術（DSM's Actilease® microencapsulation technology）使成份穩定吸收。

2. Lutemax 2020®。美國 OmniActive 公司專利研發的葉黃素，OmniActive 公司是金盞花葉黃素之製造廠，原料產品來自母公司印度 KANCOR 公司，屬於法國 V. MANE FILS 集團。萃取自金盞花的水溶性葉黃素，其結構最接近人體肝臟所能吸收的游離型葉黃素，獲得美國 FDA GRAS 安全性認證，在二〇一八美國 NutrAward 會議中贏得 NutrAward 最優秀天然物質新品獎，無基改，USP美國藥典。

除了以上各種葉黃素專利，有時我們還會在營養品標籤上看到 Lutigold 等標誌右上方有小字TM，這是一種 Trademark，標示的是品牌名稱或商標，也就是代表某家廠商或公司出品，但指的並不是葉黃素專利。

各種葉黃素專利產品的標誌

【1 酯化型】

Xangold

OptiLut®
Lutein

Lutemax
FREE LUTEIN • LUTEIN ESTERS

【2 游離型】

FloraGLO® LUTEIN

Lutemax®
LUTEIN &
ZEAXANTHIN
2020

Lutemax
FREE LUTEIN • LUTEIN ESTERS

【3 非專利】

Lutigold™

Lutigold™ Lutein 40 mg
(contains Zeaxanthin, 1,600 mcg)

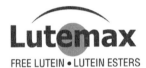

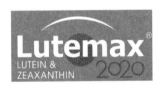

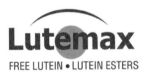

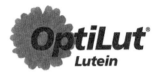

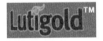

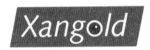

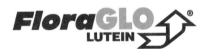

3-3 什麼是AREDS2配方？

隨著年齡增長，眼睛老化，隨之而來的是各種眼睛疾病的產生，其中黃斑部病變（AMD）是西方國家65歲以上人們導致失明的最主要原因，其形成的因子包括抽煙、陽光過度曝曬、營養補充失衡等。

從一九九六年開始，美國政府國家衛生研究院NIH贊助一項大規模的退化性眼睛疾病的研究AREDS，就是在探討服用特定營養補充劑以後，對於退化性眼疾的影響。二〇〇一年對於維生素C和E、β胡蘿蔔素，礦物質鋅和銅的研究，證明有延緩退化性眼睛疾病的情形，這就是所謂AREDS配方。但β胡蘿蔔素與吸煙者肺癌風險相關，高鋅劑量可能引起輕微的副作用，如胃部不適。

二〇〇六年，美國眼科研究所NEI依據AREDS的結果，再進一步提出AREDS 2的人體試驗計劃，有超過四千人參與，年齡為50至85歲，全美有82個臨床醫學研究點，測試添加omega 3脂肪酸，葉黃素和玉米黃質，刪除β胡蘿蔔素，減少鋅。NEI建議的是營養補充品需遵守每日安全劑量，這就是所謂的AREDS 2：

葉黃素（Lutein）：10 mg
玉米黃質（Zeaxanthin）：2 mg
維他命C（Vit.C）：500 mg
維他命E（Vit.E）：400 IU
礦物質鋅（Zn）：80 mg
礦物質銅（Cu）：2 mg（cupric oxide 氧化銅）
魚油（Omega-3 LCPUFA）：DHA 350 mg ＋EPA 650 mg

美國退化性眼睛疾病研究

AREDS 2

美國國家衛研究院NIH所進行的退化性眼疾研究，其中給病人服用的眼睛相關營養素及含量。

市售標明 AREDS 2 的營養補充品一個例子（未添加魚油）。

Supplement Facts

Serving Size: 2 Capsules
Servings Per Container: 50

Amount Per Serving		**% Daily Value**
Vitamin C (Ascorbic Acid)	500 mg	830%
Vitamin E (DL-Alpha Tocopherol)	400 IU	1330%
Vitamin B6 (Pyridoxine HCl)	50 mg	2500%
Folate (Folic Acid)	1000 mcg	250%
Vitamin B12 (Cyanocobalamin)	1000 mcg	16670%
Zinc (Zinc Oxide)	40 mg	270%
Copper (Aspartate)	2 mg	100%
Lutein	10 mg	*
Zeaxanthin	2 mg	*

*** Daily Values Not Established**

但根據美國醫學會雜誌ＪＡＭＡ的醫學報告（註1，2），證明AREDS 2的新配方並沒有明顯降低老化黃斑部病變的效果，不過至少都在安全攝取範圍。但其中的葉黃素和玉米黃質則是有效的。面對營養補充品各種訊息的干擾，不妨多上網查詢醫學報告。

註1：Lutein + Zeaxanthin and Omega-3 Fatty Acids for Age-Related Macular Degeneration The Age-Related Eye Disease Study 2（AREDS2）Randomized Clinical Trial

註2：Effect of Omega-3 Fatty Acids, Lutein/Zeaxanthin, or other Nutrient Supplementation on Cognitive Function: The AREDS2 Randomized Clinical Trial

3-4 魚油產品怎麼選？

魚油最主要的成分為Omega-3多元不飽和脂肪酸，即DHA與EPA，在人體中的作用主要是抗發炎，降低血液中三酸甘油脂，以及維持大腦功能等。人體無法自行合成這些成分，必須由食物中攝取。

在所有的脂肪酸中，只有DHA會在腦神經系統與視網膜中被發現，DHA在腦神經細胞中約佔20％，在視網膜中的DHA比例是腦神經細胞的3倍，約60％，發揮抗氧化與神經保護作用。EPA雖然沒有在視網膜中發現，但是在眼睛的脈絡膜部位確可發現EPA與亞麻仁油ALA，具有抗氧化與消炎作用。而且醫學文獻也指出，脈絡膜與視網膜病變是有相關的。所以Omega-3的DHA與EPA都對眼睛有益。

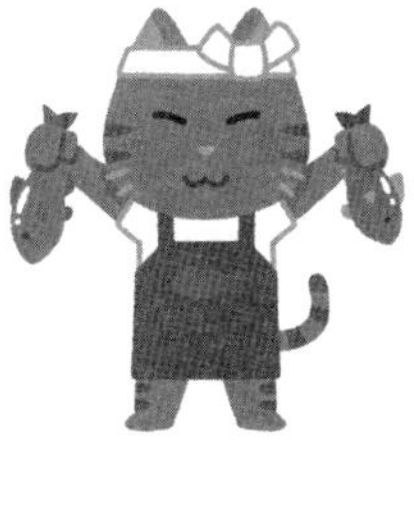

Omega-3主要由動物類的魚類攝取，尤其大型魚類體內最多。植物性Omega-3為亞麻仁油ALA轉換，但轉換比例小於1%，非常的低，因此魚類才是DHA與EPA的良好來源。魚油富含**Omega-3**多元不飽和脂肪酸，由EPA、DHA組成。DHA極易受光線、熱之破壞。市面上的魚油可見四種型態的魚油：三酸甘油脂型（TG型）、酯化型（EE型）、游離脂肪酸型（FFA型）、再酯化型（rTG型），因提煉的方式與本身結構的不同，所以人體吸收的程度也不一樣。

・第一種**三酸甘油脂型（TG型）**是萃取天然魚肉中的皮下脂肪結構，保持原本的三酸甘油脂型態（Triglyceride Fatty Acid Form，簡稱TG型），最接近原始魚油的狀態。這類魚油的EPA＋DHA的濃度約30%最低，其餘70%是魚類其他的脂肪、膽固醇等，但經過最少加工，保留天然型態，價格最便宜，吸收度一般，吃後會有魚腥味。

・第二種**酯化EE型**是萃取出魚油後再加工酯化，分離出魚肉中的皮下脂肪中的多元不飽和脂肪酸，經過較高濃度萃取濃縮魚油，油酸結構一般會轉化成酯化型魚油（Ethyl Ester Form，EE型），此時EPA＋DHA濃度可高到50～70％，價格較高，吸收度並不比第一種TG型好。衛生署食品藥物管理局說明過EE型魚油的極性與保麗龍相同，因此會產生互溶現象，不會在人體身上發生，因此EE型魚油並沒有毒性與安全疑慮。

・第三種**游離脂肪酸FFA型**（free fatty acid）是將魚油脂肪酸與甘油分離，取得DHA與EPA小分子，不用經過腸胃消化可以直接被腸壁吸收，因此理論上吸收情況最好，經研究吸收度可高達95％，是四者中最高的。但因為市面上少見，加上游離脂肪酸分子不穩定，容易氧化酸敗，諸多問題，價格也很高。

・第四種**重新酯化rTG型**則是加工濃縮提高濃度之後，有些廠商為了提高吸收率，將 Ethyl Esters 重新酯化（re-esterified）轉換為原本的三酸甘油脂（Triglycerides）的型態（rTG型），仍可維持50～70％的高濃度，因加工程序多，價格最高，吸收度與TG型相似，但濃度高，吃一顆可獲得較多的DHA與EPA。

一般保健的魚油攝取量是Omega-3 1000mg（1公克），以市面上最普遍價格較低的常見魚油（TG型）含量30％，也就是一顆魚油膠囊含 1000×30%=300mg的Omega-3，每日需攝取3粒。若選用高濃度的產品，則減少顆數，每日服用1～2粒即可。

根據美國食品藥物管理局（FDA）建議，每天補充Omega-3不要超過3公克，以價格較低的常見魚油（TG型）含量30％來說，也就是一日不要吃超過10顆。

另外，補充Omega-3不必非得購買昂貴魚種或精製魚油補充錠，不妨多吃竹筴魚、四剖、胡麻鯖、秋刀魚、鯖魚等體型較小的非養殖魚類，還有吃竹筴魚的大型養殖石斑，就能獲取足夠的DHA與EPA。

保留DHA與EPA最好的烹調方式是生魚片最好，其次水煮、蒸，最後是烤、炸、煎。

另外，魚油食用時要注意，不要和膳食纖維同時服用，以免和纖維質結合而流失。魚油也不要與鈣片一起吃，可能影響兩者吸收率，造成浪費。

3-5 其他問題

以下是一般營養補充品的基本選購概念，選購時不妨睜大雙眼，多一分注意與小心，更加安心有保障。

【1 依個人或醫囑需求選購。避免超出每日建議攝取量】

不同族群所需攝取的劑量與配方不同，購買前應向專業醫師諮詢。針對不同族群，其複方成分需求不同，簡述如下：

- 一般成人保健，每日可服用6 mg葉黃素。
- 糖尿病患者欲預防黃斑部病變者每，建議日服用30 mg葉黃素，糖尿病患血管較為脆弱，複方成分可以選擇含有越橘、山桑子、酵母硒、藍莓……等。

- 夜盲症患者，可選擇含有維生素A與山桑子的產品。
- 近視者，目前沒有足夠證據說明什麼配方較佳，但可考慮使用山桑子與黑醋栗（目前僅有動物實驗）。
- 有三高（高血壓、高血糖、高血脂）症狀者，可考慮選擇「蝦青素」，具有抗發炎並且協助控制血脂。

【2 成分劑量標示應明確，並應仔細換算劑量】

市面保健產品品牌眾多，品質參差不齊，常有成分劑量標示不符、不實等問題。例如：依臺灣「包裝食品營養標示應遵行事項」規定，葉黃素劑量屬自願標示的成分。但是，實際含量應在標示量的80%以上，檢驗結果不合格產品會依《食品安全衛生管理法》下架與罰款。臺灣衛福部食藥署曾於二〇一六年針對市售十三款含葉黃素的膠囊錠狀食品進行抽驗。其中共有六款產品的葉黃素含量低於標示的80％，有三款知名品牌產品涉及標示不實。詳細抽驗報告可上臺灣衛福部食藥署網站查詢。

【3 應注意保健產品的有效期限】

購買時應注意保健產品的有效期限，天然萃取的營養素往往會因時間而氧化、縮短其產品效力。比方說，含有葉黃素產品的實際濃度就會受時間、保存環境等影響，導致葉黃素含量遞減，也就是說愈接近有效期限、濃度愈低。

例如：依規定每粒至少含16mg以上的葉黃素。然而，某項標示每粒含20mg的葉黃素產品，在門市抽驗的有效期限為隔年六月，實測每粒僅含1．6mg；同款產品另外在他處抽驗的效期為隔年九月，實測每粒含2．1mg。購買時應睜大眼睛看清楚。

第4章

養成護眼好習慣

眼睛，是人體微血管分布最密集、腦部以外最需要營養的地方。一旦有所損傷便不可逆。除了從外在補充護眼的營養素外，更應該即刻從內在做起。檢視自己的生活習慣，重新整頓好自己的生活常規、均衡營養，參考前述章節的建議、多多攝取富含抗氧化成分的食物。

縮短使用3C產品的時間，避免長時間使用電視、電腦，讓眼睛多多休息。謹記每三十分鐘休息十分鐘的老生常談，預防眼睛過度疲勞。

避免壓力累積，打造出一個對眼睛友善的生活環境。留意讀書寫字時的姿勢、室內的照明與溼度等，從日常生活進行改善。

4-1 眼睛防曬

紫外線是造成白內障等各種眼睛問題的原因之一，建議一整年都要採取紫外線因應對策，尤其是夏天，務必穿戴太陽眼鏡、帽子或是撐傘來隔離強烈的紫外線。

紫外線依波長分為320～400nm的UVA、280～320nm的UVB，UVC則是280nm以下。波長越長，會傷害到眼球越後面、更內側的位置，UVC會傷到角膜、UVB會傷到水晶體及眼角膜、UVA則會傷害視網膜。

眼睛受到紫外線的影響，可能造成**白內障**、**視網膜病變**等問題紫外線照射越久、風險愈高。美國眼科醫學會（American Academy of Ophthalmogy）建議只要待在戶外就應該配戴抗紫外線的配備，最好的方式是戴眼鏡和帽子。如果有視力問題，建議配戴隱形眼鏡外加太陽眼鏡，或是直接配有度數的太陽眼鏡。

抗紫外線太陽眼鏡選購小叮嚀

1. 確認標籤、選購具抗UV功能的太陽眼鏡：可注意鏡片上的UV400產品標籤，確認是否標示可過濾400nm以下的紫外線光。
2. 選擇灰、棕、或墨綠色太陽眼鏡：其中灰色是最好的太陽眼鏡顏色，因為灰色鏡片對各顏色波長吸收均勻，不會改變物體原色。
3. 鏡面愈大、越平整越好：鏡片面積大，越能貼近臉部的太陽眼鏡，阻絕掉的紫外光越多。另外，還要檢查鏡片表面顏色是否均勻、光滑，摸摸看是否有凸起或小氣泡。
4. 怕眩光可加偏光處理：偏光鏡片過濾眩光和反射光，減少路面、水面或雪地反光，讓視線更清晰。長途駕駛、釣魚、水上或是雪地活動時，可選擇偏光太陽眼鏡。

4-2 眼部按摩

根據中醫觀點，眼眶四周有許多與眼睛保健相關的穴位，如：睛明穴、魚腰穴、絲竹空穴、承泣穴、球後穴、太陽穴、四白穴等穴位。大拇指第一節指背面的鳳眼、大空骨、明眼及虎口的合谷穴，都是能改善眼部疲勞的穴位。感到疲勞時，可於泡澡時推壓這些穴位，同時按摩眼睛周圍、脖子、肩膀，效果更為顯著。極度疲勞時，可使用冷熱濕毛巾交替濕敷眼部約五分鐘，再進行充分睡眠。

熱敷溫度應控制在四十~四十五度、熱敷五~十分鐘。並且摘除隱形眼鏡、卸除眼妝等。熱敷可以幫助阻塞眼瞼周圍皮脂腺的油脂融化，達到疏通和刺激油脂分泌的效果。可加速眼周血液循環，促進新陳代謝、舒緩眼睛不適及改善

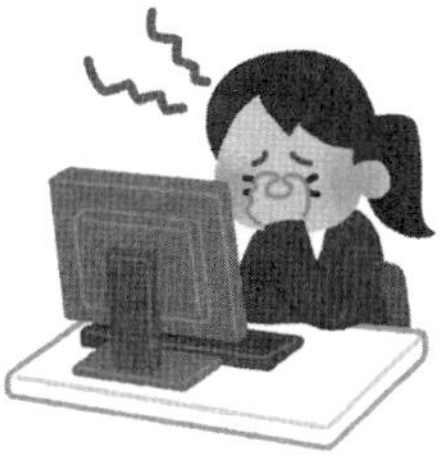

9個有效穴位放鬆眼睛睫狀肌

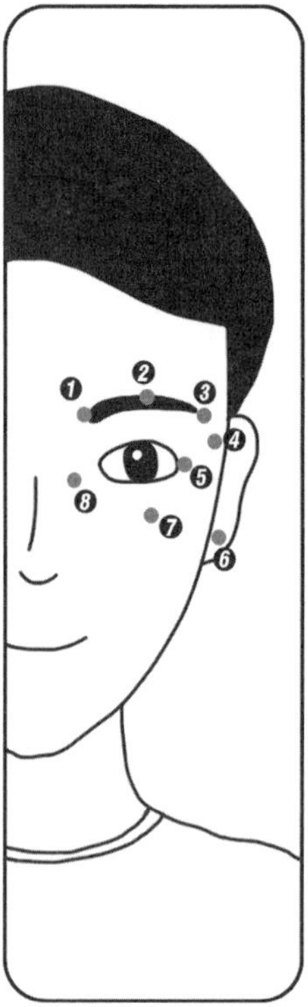

❶ 攢竹穴（眉頭）
明目醒腦，改善目眩刺痛

❷ 魚腰穴（眉中）
改善顏精疲勞、頭痛

❸ 絲竹空穴（眉尾）
明目止痛，改善偏頭痛

❹ 太陽穴（眼尾，眉梢後凹陷中）
改善眼疾、頭痛

❺ 瞳子髎（眼頭）
消除眼睛紅腫，預防近視

❻ 耳垂點（耳垂中間）
舒緩睫狀肌，預防近視

❼ 四白穴（眼下正中一橫指處）
緩解眼部疲勞與眼花

❽ 睛明穴（眼頭）
降低眼壓消除眼部疲勞

❾ 手虎口（手部虎口處）
有疏風止痛，通絡開竅等功效

等揉完眼睛四周穴位後，
再補充按壓虎口處的合谷穴

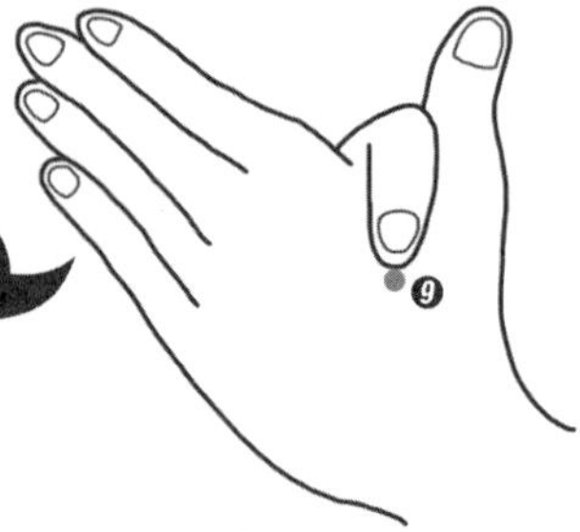

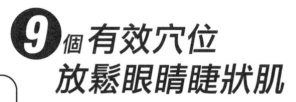

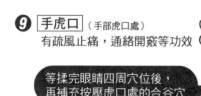

乾眼症。

如果想要使用眼部按摩器，應選擇分布在眼眶四周的產品，不可以直接按壓到眼球。頻率每二~三天一次即可，每次最多三十分鐘。有任何不適，應立即就醫。**視網膜剝離**、**高度近視**或**青光眼**患者，更應在使用前諮詢醫師後再行使用。

4-3 眼球運動訓練

眼睛順暢轉動能夠為我們帶來許多便利性。例如：駕駛車輛時，眼睛需要經常轉動來注意各種狀況。在球類競賽中，如果眼球能夠順暢地轉動，就可只靠眼睛追尋球的移動，在保持身體的平衡下快速反應。

長時間盯著電腦、手機等電子產品，我們有時會忘記要轉動轉動雙眼吧？人在觀看事物時，往往會聚焦於想要看的東西，並且活動用來改變眼球方向的六條肌肉，讓兩眼得以同時看向該物。當那六條可以讓兩眼同時觀看事物的肌肉變得遲鈍，看到的東西就會變得不立體，接下來就會需要耗費較長的時間來辨識物件。尤其是年齡超過四十歲、眼睛開始老化的人，因為肌力會逐漸衰退，平時更要有意識地轉動眼睛。

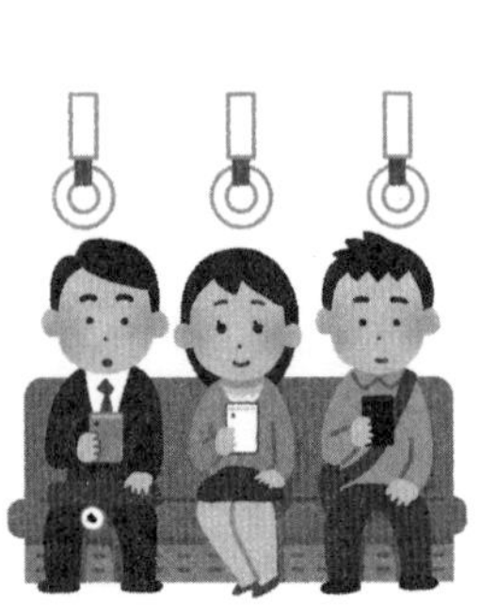

許多書籍、甚至眼科權威期刊《小兒眼科斜視雜誌》亦有提及眼球運動的效果，一些宣稱得以改善視力、弱視等眼球運動，雖然事後發現並沒有太大改善視力與斜視的效果。但是，適度運動的確是對健康有益的。所以，還是可以適度做一些眼球運動，有意識地活動眼肌，讓眼睛能夠順暢、靈活地運轉。

4-4 定期進行眼睛健康檢查

已經有很高比例的現代人開始重視「年度健康檢查」。然而，健康檢查中最容易被忽視的項目卻是「視力檢查」。即便是目前眼睛健康的人，眼睛機能還是會隨著年齡增長而衰退，加上現代人用眼的頻率與強度增加，大幅縮短健康雙眼的使用年限。因此，務必定時前往眼科進行追蹤檢查。

在前往眼科診所之前，我們也可以先自行做一下眼睛健康自我檢查。

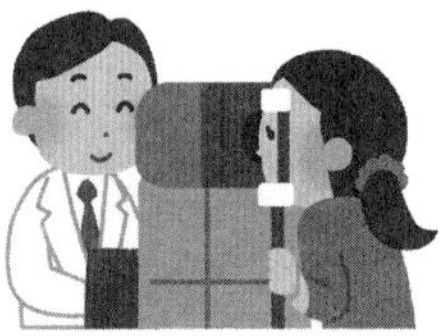

請以「Yes」、「No」回答下述問題，再統計「Yes」的數量。

眼睛自我檢查項目	YES	NO
1.覺得視線模糊、朦朧不清		
2.覺得視野昏暗、狹隘、缺損		
3.感覺不能聚焦		
4.覺得物體歪曲		
5.覺得光線刺眼		
6.眼睛充血		
7.眼睛疼痛		
8.眼睛疲憊		
9.眼睛乾澀		
10.眼睛發癢		
11.覺得眼球不停轉動		
12.眼角容易分泌眼屎		
13.看見黑點或者黑線		
14.頭痛		
15.感覺想吐		
16.左右眼所看到的物體大小不同		
總計		

請依「Yes」數量，參照以下對應的說明框。

※引用自日本 WAKASA 生活研究所的「生活研究室」網頁。
※這份健康檢查並非正式的眼科診斷，如果覺得有所疑慮，請儘速前往醫療機關就診。（眼科指導／戶田郁子〔日本南青山眼科診所理事長〕）

「Yes」數超過3個

嚴加注意！

積極檢討生活習慣與環境，每天讓眼睛多多休息。眼睛疲勞可能併發其他身體症狀，請及早前往眼科就診，接受詳細的檢查。即便只是輕微的症狀，也應向眼科醫師諮詢。

■需要注意的疾病：

白內障、青光眼、老年性黃斑部病變、糖尿病視網膜病變、乾眼症、過敏性結膜炎（花粉症）、飛蚊症、葡萄膜炎、虹彩炎

「Yes」數為1～2個

稍微注意！

日常生活中，身體有無發出狀態不佳的警訊？有不少病例是先感到眼睛疲憊，最後惡化成身體的其他症狀。另外，已出現的眼睛問題背後，有時也隱藏其他疾病。如果症狀一直沒有改善或是年齡超過四十歲，建議每年前往眼科做一次檢查。

■需要注意的疾病：

白內障、青光眼、老年性黃斑部病變、糖尿病視網膜病變、乾眼症、葡萄膜炎、虹彩炎

「Yes」數為 0 個

暫且放心！

你的眼睛很健康、清晰有力。日常生活中，只要稍微讓眼睛多休息，就能過上舒適的視覺生活。今後，除了維持健康的生活之外，試著調整飲食、服用保健食品來補充營養，繼續保持現在的狀態。

■需要注意的疾病：

沒有特別需要注意的疾病

平時多加留意眼睛狀況、定期進行視力檢查、建立適當用眼的正確習慣。同時注意各項眼睛保健重要事項、確實攝取護眼相關營養素，好好愛護自己要使用一輩子的雙眼。才能隨心所欲地睜開明亮的雙眼、清晰環視這個美麗多元的世界。

Note

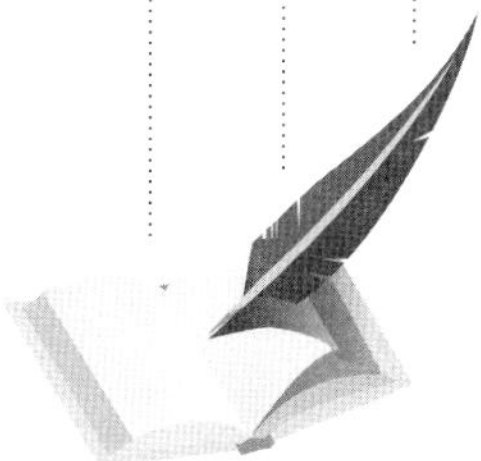

Note

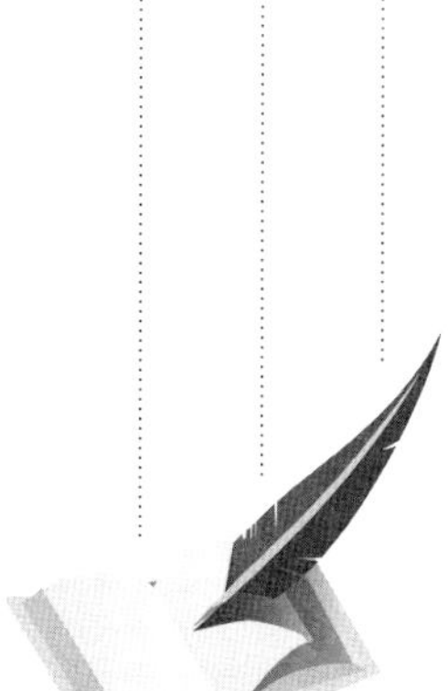

國家圖書館出版品預行編目（CIP）資料

護眼營養保健這樣吃：遠離視力退化！/ 世茂健康小組著. -- 初版. -- 新北市：世茂, 2019.03
面； 公分. --（生活健康；B453）

ISBN 978-957-8799-68-4（平裝）

1.眼科　2.眼部疾病　3.視力保健

416.7　108000294

生活健康 B453

護眼營養保健這樣吃：遠離視力退化！

作　　者／世茂健康小組
主　　編／陳文君
責任編輯／曾沛琳
撰　　稿／張萍
封面設計／林芷伊
出 版 者／世茂出版有限公司
地　　址／（231）新北市新店區民生路 19 號 5 樓
電　　話／（02）2218-3277
傳　　真／（02）2218-3239（訂書專線）
（02）2218-7539
劃撥帳號／ 19911841
戶　　名／世茂出版有限公司
世茂官網／ www.coolbooks.com.tw
排版製版／辰皓國際出版製作有限公司
印　　刷／世和彩色印刷股份有限公司
初版一刷／ 2019 年 3 月
I S B N ／ 978-957-8799-68-4
定　　價／ 280 元